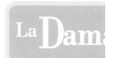

El GRAN LIBRO de JUGOS Y BATIDOS VERDES

La Dama de los Jugos

El GRAN LIBRO de JUGOS Y BATIDOS VERDES

Cherie Calbom, MC
Nutricionista Clínica

CASA
CREACIÓN

La mayoría de los productos de Casa Creación están disponibles a un precio con descuento en cantidades de mayoreo para promociones de ventas, ofertas especiales, levantar fondos y atender necesidades educativas. Para más información, escriba a Casa Creación, 600 Rinehart Road, Lake Mary, Florida, 32746; o llame al teléfono (407) 333-7117 en Estados Unidos.

El gran libro de jugos y batidos verdes por Cherie Calbom
Publicado por Casa Creación
Una compañía de Charisma Media
600 Rinehart Road
Lake Mary, Florida 32746
www.casacreacion.com

Traducido por: www.pica6.com (con la colaboración de Salvador Eguiarte D.G.).

Director de arte: Bill Johnson

Originally published in the U.S.A. under the title:
The Juice Lady's Big Book of Juices & Green Smoothies
Published by Siloam, a Charisma Media Company, Lake Mary, FL 32746 USA
Copyright © 2013 Cherie Calbom

Visite la página web de la autora: www.cheriecalbom.com.

Library of Congress Control Number: 2013952674
ISBN: 978-1-62136-833-5
E-book: 978-1-62136-841-0

CONTENIDO

INTRODUCCIÓN

MÁS Y MÁS celebridades, deportistas y gente de todas las edades y profesiones está recurriendo a los jugos y los batidos verdes para adelgazar y mejorar su salud en general. ¿Por qué? Porque han encontrado que los jugos están cambiando sus vidas: viven con más energía, duermen mejor, tienen un sistema inmunológico más fuerte, piel más brillante y un aspecto más joven. Incluso está ayudando a su cuerpo a sanar de una variedad de padecimientos. A continuación les presento un testimonio que recibí recientemente de alguien que ha leído mis libros y que ha acudido a mí para consejería.

Ha pasado un mes desde la última vez que habló conmigo. Quizá no me recuerde porque usted habla con mucha gente. Pero yo nunca la olvidaré. Le hablé acerca de las más de cincuenta libras (22,68 kg) de líquidos que había retenido. Usando recetas tanto naturales como médicas, no había sido capaz de deshacerme de esos líquidos. Tampoco había estado absorbiendo mi comida. Me dijo que no me preocupara por mi dieta porque ya estaba siguiendo una dieta sana, sino que añadiera una bebida de jugo verde en cada comida. Unas tres semanas antes de hablar con usted empecé a beber jugo de arándano rojo puro todos los días, y eso me estaba ayudando con los líquidos. A lo largo de tres semanas adelgacé quince libras (6,8 kg), pero recuperaba peso y lo volvía a perder. Cuando añadí las bebidas de jugo verde, mi cuerpo se aceleró. He adelgazado treinta libras (13,61 kg). El peso adicional por los líquidos literalmente está desapareciendo.

No se imagina lo mejor que me estoy sintiendo. Tengo

energía y puedo trabajar físicamente. No había tenido energía ni me había sentido bien desde que nació mi último bebé hace veinticinco años. No había podido arrastrar mi cuerpo a trabajar durante los últimos cinco años. Ahora estoy partiendo leña y apilándola. Paleé grava para nuestro sistema de drenaje en nuestro patio. Puedo limpiar mi casa otra vez. Ayer limpié la casa y apilé dos atados de leña. Si usted no ha apilado leña, déjeme decirle que eso es una gran cantidad de madera, y puedo caminar de nuevo. Durante los últimos dos años había estado luchando con simplemente subir y bajar la pequeña rampa de la entrada de mi casa, sintiéndome totalmente agotada y dolorida después de hacerlo. Ahora estoy fácilmente caminando una milla (1,6 km) y tengo energía que quemar. Me siento excelentemente bien y no siento dolor cuando termino, y el dolor de la fibromialgia casi ha desaparecido.

Durante los últimos cinco años he estado luchando para mantenerme viva. Ahora, por primera vez en años, me siento *viva*. Ya no estoy tomando Lasix y he reducido la mayor parte de mis suplementos nutricionales. Estaba tomando más de $500 dólares en suplementos al mes, y nos estaba llevando a la quiebra. El año pasado mi doctor me dijo que tramitara una ayuda por discapacidad porque mi cuerpo se estaba muriendo. Yo ya no podía funcionar. El médico naturista para el que solía trabajar me dijo que mi esposo y yo debíamos aceptar el hecho de que mi cuerpo se estaba muriendo. Nos dijo que adquiriéramos un mejor seguro de salud y nos preparáramos para lo peor. Desearía que me pudiera ver ahora.

En resumen, Cherie, estoy muy agradecida con usted por haberse tomado el tiempo de hablar conmigo. Sé que probablemente escucha historias como la mía todo el tiempo, pero para mí es nuevo y me salvó la vida. Le agradezco que me haya dirigido al camino de vida. Usted ha sido una de las bendiciones de Dios y una salvavidas en el sentido más literal de la palabra.

Espero que su historia lo anime a hacer y tomar jugos todos los días. Con más de cuatrocientas recetas deliciosas, *El gran libro de jugos y batidos verdes* puede ayudar a cambiar su vida, así como hacer y tomar jugos ha cambiado la vida de miles de personas que han adoptado este plan para sí mismas: gente como yo. Mi vida cambió hace años cuando descubrí el poder curativo y generador de vitalidad de los jugos recién hechos y de los alimentos crudos e integrales.

Enferma, cansada y totalmente intoxicada

Me senté junto a la ventana de la casa de mi padre en Colorado mirando las cimas de las montañas cubiertas de nieve en la distancia, imaginando que allí había personas disfrutando de las rutas de senderismo; tal vez alguien estaba escalando una montaña ese día. Era principios de junio y hacía un típico hermoso día soleado de Colorado. Yo deseaba tener la fuerza para caminar alrededor de la manzana. Pero yo estaba demasiado enferma y cansada: apenas podía caminar alrededor de la casa. Yo había estado enferma desde hacía un par de años y seguía empeorando. "¿Alguna vez volveré a estar bien?", me preguntaba.

Tuve que renunciar a mi trabajo cuando cumplí treinta. Tenía síndrome de fatiga crónica y fibromialgia que me hacían sentir tan enferma que no podía trabajar. Me sentía como si tuviera una gripe que simplemente no cedía. Estaba letárgica y constantemente febril con los ganglios inflamados. También estaba sufriendo dolor sin parar. El cuerpo me dolía como si hubiera estado dando vueltas en una lavadora automática.

Había regresado a casa de mi padre en Colorado para tratar de recuperarme, pero ningún médico podía decirme lo que debía hacer para mejorar mi salud. Así que visité algunas tiendas de alimentos

3

saludables, conversé con los empleados y leí algunos libros. Decidí que todo lo que había estado haciendo estaba destruyendo mi salud en lugar de sanar mi cuerpo. Cuando leí acerca de tomar jugos y los alimentos integrales, me hizo sentido. Así que compré un extractor y diseñé un programa que pudiera seguir. Comencé mi programa de salud con un ayuno de cinco días a base de jugos de verduras. El quinto día mi cuerpo expulsó un tumor del tamaño de una pelota de golf. Estaba totalmente sorprendida de que en cinco días hubiera sucedido este increíble resultado. No llevé a analizar el tumor porque estaba sumamente asombrada y abrumada por lo sucedido. Simplemente lo eché al inodoro.

Luego continué tomando jugos todos los días y comiendo una dieta casi perfecta de alimentos no procesados e integrales durante tres meses. Hubo altibajos a lo largo de todo el trayecto. Algunos días me sentía alentada de haber estado progresando, pero otros días me sentía peor. Esos días me hacían preguntarme si la buena salud era un sueño elusivo. No sabía que estaba experimentando reacciones de desintoxicación; nadie me había hablado de ellas. Estaba muy intoxicada, y mi cuerpo se estaba limpiando de todo lo que me había estado enfermando.

Pero una mañana me desperté alrededor de las 8:00 a. m., que era temprano para mí, sin que sonara la alarma. Sentía como si alguien me hubiera dado un cuerpo nuevo en la noche. Tenía tanta energía que de hecho quería hacer ejercicio. ¿Qué había sucedido? Esta nueva sensación de buena salud y vitalidad había simplemente aparecido con el sol de la mañana, de hecho, mi cuerpo había estado siendo curado durante ese tiempo; solo que no se había manifestado completamente hasta ese día. ¡Sentí una sensación sumamente maravillosa de estar viva! Me veía y me sentía completamente renovada.

Con mi extractor de jugos empacado y habiendo abrazado totalmente un nuevo estilo de vida, volví al sur de California y a mis amigos un par de semanas más tarde para terminar de escribir mi primer libro. Durante casi un año me sentí como si estuviera "diez pasos adelante" con una excelente salud y más energía y vigor de las que yo recordara haber tenido alguna vez. Entonces de repente di un paso gigante hacia atrás.

La noche que jamás voy a olvidar

El cuatro de julio fue un hermoso día como tantos otros en el sur de California. Celebré la fiesta con amigos comiendo carne asada en el jardín. Esa noche nos pusimos chaquetas para aislarnos del aire fresco de la noche y vimos los fuegos artificiales iluminar el cielo nocturno. Regresé justo antes de la medianoche a la casa que estaba cuidando para unos amigos que habían salido de vacaciones, quienes vivían en un barrio encantador no muy lejos de algunos parientes míos. Después de un día tan lleno de actividades, me metí a la cama poco después de haber llegado a la casa.

Me desperté tiritando un poco más tarde preguntándome por qué hacía tanto frío. Me volteé para ver el reloj. Eran las 3:00 a.m. Entonces fue cuando me di cuenta de que la puerta al patio estaba abierta. ¿Cómo sucedió eso?, pensé cuando estaba por levantarme para cerrarla y ponerle llave. Fue entonces que lo vi. Agachado en las sombras de la esquina de la habitación estaba un joven sin camisa en pantalones cortos. Parpadeé dos veces, tratando de negar lo que estaba viendo.

En lugar de huir por la puerta abierta, saltó y corrió hacia mí. Sacó un tubo de sus pantalones y comenzó a golpearme repetidamente en la cabeza gritando: "¡Te vas a morir!". Forcejeamos, o debería decir: traté de defenderme y agarrar el tubo. Finalmente se zafó de sus manos. Fue entonces que me estranguló hasta que perdí la conciencia. Sentí que toda mi vida dejaba mi cuerpo. En esos últimos segundos sabía que estaba muriendo. Se acabó, es el final de mi vida, pensé. Me sentí triste por la gente que me amaba. Luego sentí que mi espíritu partió. Sentí como si me hubiera salido de mi cuerpo y estuviera flotando hacia arriba. De repente todo estaba tranquilo y en silencio. Sentí que estaba viajando por el espacio negro a lo que parecía ser la velocidad de la luz. Vi lo que parecían ser luces que parpadeaban a la distancia.

Pero de pronto estaba de vuelta en mi cuerpo, fuera de la casa, aferrándome a una valla al final del campo para pasear perros. No sé cómo llegué allí. Grité pidiendo ayuda con toda la energía que tenía. Fue mi tercer grito el que se llevó todas mis fuerzas. Sentí que sería mi último aliento. Cada vez que grité, me desmayé y caí en el cemento. Entonces tenía que volver a levantarme. Pero esta vez una vecina me escuchó y envió a su marido a que me ayudara. Poco tiempo después iba de camino al hospital.

Acostada en una fría camilla a las 4:30 a. m., congelada hasta los huesos, perdiendo y recuperando la conciencia, traté de evaluar mis heridas, lo cual era virtualmente imposible. Cuando miré mi mano derecha, casi me desmayo otra vez. Mi dedo anular estaba colgando de un pequeño pedazo de piel. Mi mano estaba abierta por la mitad, y podía ver dentro de ella. Lo siguiente que supe fue que estaba siendo llevada a cirugía. Más tarde me enteré de que había sufrido graves heridas en mi cabeza, cuello, espalda y mano derecha, con múltiples heridas en la cabeza y que parte de mi cuero cabelludo fue arrancado de mi cabeza. También se me partieron varios dientes, lo cual condujo a varias endodoncias y colocación de coronas meses más tarde.

Mi mano derecha fue la que sufrió las lesiones más graves. Dos de mis nudillos fueron aplastados hasta quedar como meros fragmentos de hueso y me los tuvieron que unir con tres sujetadores metálicos. Varios meses después del ataque todavía no podía usar mi mano. El yeso que me pusieron tenía unas bandas que sujetaban el dedo anular que casi se había desprendido de mi mano y varias piezas moldeadas con formas extrañas que le daban el aspecto de haber sido sacado de una película de ciencia ficción. Me sentía y me veía peor que una nulidad. La parte superior de mi cabeza estaba afeitada, y mis ojos estaban totalmente rojos e hinchados. Tenía una cortada en mi cara, una mano derecha de aspecto extraño, temor aterrorizante y apenas suficiente energía para vestirme por la mañana.

Era una ruina emocional. No podía dormir por la noche, ni un minuto. Fue tortuoso. Me estaba quedando con un primo y su familia, así que no había ninguna necesidad de preocuparme acerca de la seguridad desde un punto de vista práctico, pero saberlo no me ayudaba emocionalmente. Me acostaba en la cama toda la noche con la mirada fija en el techo o en la puerta de la habitación. Tenía cinco lámparas que mantenía encendidas toda la noche. Trataba de leer, pero me ardían los ojos. Solamente podía dormir un rato durante el día.

Pero la peor parte era el dolor en mi alma que casi me quitó el aliento. Todo el dolor emocional del ataque se unió con el dolor y el trauma de mi pasado para crear un tsunami emocional. Mi pasado había estado marcado por la pérdida, el trauma y la ansiedad. Mi hermano murió cuando yo tenía dos años. Mi madre murió de cáncer cuando yo tenía seis años. No podía recordar mucho de su muerte; los recuerdos parecían estar bloqueados. Pero mi primo me dijo que me desmayé en el funeral. Eso me dijo mucho.

Viví los siguientes tres años con mis abuelos maternos y mi padre. Pero el abuelo John, el amor de mi vida, murió cuando yo tenía nueve años. Esa pérdida fue muy dura. Cuatro años después mi padre estuvo involucrado en una situación trágica que tomaría demasiado tiempo discutir aquí, pero para resumirlo: fue horrible. Ya no estaba presente en mi vida diaria. Me sentía aterrorizada por mi futuro. Mi abuela tenía ochenta y seis años. Yo no tenía idea de cuánto tiempo viviría. Al año siguiente me mudé a Oregón para vivir con una tía y un tío hasta que me gradué de la escuela media-superior.

Como probablemente se puede imaginar, envuelta en mi alma había una enorme cantidad de angustia y dolor; se sentían como agujeros enormes en mi corazón. Me tomó hasta la última gota de mi voluntad, fe y confianza en Dios; un trabajo espiritual profundo; ayuda médica alternativa; vitaminas y minerales adicionales; jugos de verduras; liberación emocional; oración sanadora; y numerosos programas de desintoxicación para sanar física, mental y emocionalmente. Conocí a un médico con una tendencia nutricional que había curado sus propios huesos rotos de lenta recuperación con muchas vitaminas y minerales por administración intravenosa. Me dio intravenosas similares. Tomar jugos, la desintoxicación, los suplementos nutricionales, una dieta casi perfecta, la oración y la fisioterapia ayudaron a que mis huesos y otras lesiones sanaran.

Después de seguir este régimen durante unos seis meses, lo que el cirujano de mi mano dijo que sería imposible se volvió realidad. Mi mano fue restaurada en su totalidad y ahora funciona completamente bien. Me dijo que nunca podría usar la mano derecha otra vez, y que no era posible implantarme nudillos plásticos debido a su mal estado. Pero mis nudillos en efecto volvieron a tomar su forma principalmente a través de oración, y el funcionamiento de la mano volvió. Llegó un día en que el cirujano me dijo que estaba completamente curada, y aunque admitió que no creía en milagros, dijo: "Eres lo más parecido que he visto a uno".

¡Fue un milagro! Otra vez tenía una mano derecha útil, y mi carrera como escritora no había terminado como pensé que lo haría. Al final parecía que mis heridas internas fueron las más severas y las más difíciles de curar. Sin embargo, también fueron sanadas. Experimenté la sanidad de los recuerdos dolorosos y el trauma del ataque, así como de las heridas del pasado mediante la oración, la imposición de manos y un profundo trabajo de sanidad emocional.

Yo las llamo *los ángeles de la cocina*: las señoras que oraron por mí alrededor de sus mesas de cocina semana tras semana hasta que mi alma fue restaurada. Al parecer lloré interminables baldes de lágrimas que se habían acumulado en mi alma. Todo eso necesitaba ser soltado. El perdón y dejar ir esas cosas vino en etapas y fue parte integral de mi sanidad total. Tuve que ser honesta acerca de lo que realmente sentía y estar dispuesta a enfrentar el dolor y las emociones tóxicas confinadas dentro mío, y luego dejarlos ir.

Finalmente, un día después de un largo, largo viaje me sentí libre. Llegó el momento en el que pude celebrar el 4 de julio sin temor.

Un nuevo comienzo

Cuando miro hacia atrás a ese primer día en el hospital después de muchas horas de cirugía, es increíble para mí haberlo logrado. Mi mano descansaba en un cabestrillo que colgaba sobre mi cabeza. Estaba envuelta con tantas cosas que parecía un guante de boxeo de George Foreman. Mi rostro tenía una gran cortada que corría por el lado izquierdo, y tenía los ojos rojos, con casi nada de blanco en ellos. Un técnico de mantenimiento entró en mi habitación para hacer una reparación y tuvo que voltear verme dos veces. ¡Me preguntó si había sido atropellada por un camión! Estaba hablando en serio. Yo así me sentía. Mientras estaba ahí sola con lágrimas corriendo por mi cara, le pregunté a Dios si él podría sacar algo bueno de este horror. Necesitaba algo de qué aferrarme.

Mi oración fue contestada, con el tiempo supe que mi propósito era amar a las personas hasta que volvieran a la vida a través de mis escritos, los jugos y la información nutricional con el fin de ayudarlas a encontrar su camino a la salud y la sanidad. Si yo podía recuperarme de todo lo que me había pasado, ellos también podrían hacerlo. Sin importar lo que alguien enfrentara, había esperanza.

Recetas de jugos para la salud y la sanidad

En las páginas que siguen, usted descubrirá una gran variedad de jugos para cada posible necesidad y ocasión. Tengo recetas básicas de jugos para aquellos que están empezando y quieren algo simple. Hay deliciosas recetas de jugo de fruta para los que tienen paladares exigentes que quieren el sabor dulce de la fruta. Los jugos verdes son mis favoritos y ofrecen la mayor nutrición; usted encontrará una gran selección de recetas de jugos verdes de las cuales elegir. Revise el capítulo sobre remedios de jugo y rejuvenecedores para combos de jugo dirigidos a lo que le afecta, y creo que realmente le gustará el capítulo de jugos gourmet que tiene muchas combinaciones únicas y bebidas deliciosas. También está el capítulo de batidos verdes con cien recetas de batidos y combinaciones excelentes. También incluí mis clásicos favoritos de *The Juice Lady's Turbo Diet* [La dieta turbo de La Dama de los Jugos] y de *The Juice Lady's Living Foods Revolution* [La revolución de alimentos vivos de La Dama de los Jugos]. Diviértase probando algunas combinaciones nuevas e inusuales. Hay mucho de donde elegir con más de cuatrocientas recetas.

Y si usted está luchando con su salud, hay esperanza para usted, sin importar qué desafíos de salud enfrente. Nunca se dé por vencido. Hay un propósito para su vida, al igual que hubo para la mía. Necesita estar sano y fuerte para cumplir su propósito. Con ese fin, *El gran libro de jugos y batidos verdes* puede ayudarlo a vivir su vida al máximo. Mi esperanza es que este libro de deliciosas recetas verdaderamente lo inspire a hacer y tomar jugos todos los días y a que experimente de primera mano el poder sanador y rejuvenecedor del jugo fresco y los batidos verdes.

Capítulo 1

TODO ACERCA DE LOS JUGOS

SIN IMPORTAR SI usted acaba de empezar a hacer y tomar jugos o ha estado tomando jugos durante ya mucho tiempo, probablemente tiene algunas preguntas acerca de este tema. En este capítulo respondo la mayoría de las preguntas que me hacen con frecuencia sobre hacer y tomar jugos, y sobre la nutrición de los jugos. También comparto las pautas para elegir un buen extractor de jugos, y respondo algunas preguntas frecuentes acerca de hacer jugos, como qué frutas y verduras deben pelarse antes y de cuáles semillas se puede extraer jugo. También doy muchos consejos para hacer que tomar jugos sea fácil y divertido.

¿Cuántas veces ha comido y no mucho después se siente cansado, letárgico o distraído? Obviamente, con base en la reacción de su cuerpo, esa no fue una buena elección de alimentos. Sin embargo, ¿con cuánta frecuencia seguimos comiendo las mismas cosas una y otra vez, aunque no nos ayudan a sentirnos mejor, con más energía o más alertas? Si quiere buena salud, coma alimentos que lo amen de vuelta. Los jugos frescos, especialmente los jugos de verduras frescas, lo amarán de vuelta todo el tiempo al darle energía, vitalidad y mejor desempeño mental.

Espero inspirarlo a que convierta hacer y tomar jugos en un hábito diario. Puede cambiar su vida, al igual que cambió la de Marie. Esta es su historia:

> El año pasado di un gran salto de fe y abrí mi propio negocio, una tienda de artículos deportivos para correr. He corrido durante treinta años, y durante los últimos once de esos

años he sido entrenadora de carrera y gerente de una tienda de artículos deportivos para correr. Experimenté muchas madrugadas acostada completamente despierta en la cama preguntándome qué estaba haciendo. Era veinte libras (9 kg) más pesada que cuando empecé mi carrera como corredora y tenía problemas de espalda; lo cual no es una buena combinación cuando una es entrenadora de corredores de maratón. Mi condición física no me estaba ayudando con el nivel de estrés que estaba experimentando al tratar de poner en marcha un nuevo negocio. Yo estaba en un punto de quiebre y ni siquiera lo sabía.

Le mencioné a algunos amigos que no me estaba sintiendo bien. Eso fue todo lo que tuve que hacer. Llegaron mis ángeles; aunque al principio no las veía como tal. Dos amigas a quienes respeto me pidieron que hiciera con ellas una limpieza de diez días con jugo. Mmm, mi respuesta sería un *no*. En primer lugar, realmente me gusta mucho mi copa de vino por la noche, y cocinar es mi manera de relajarme. Me gusta mi café con leche en la mañana, y así sucesivamente. Mi lista de excusas era bastante larga, había muchas "razones" por las que no estaba interesada. Acabé diciéndoles que este tipo de cosas nunca funcionan. Siendo las ángeles calladas que son, no me presionaron ni trataron de convencerme. Pero a la mañana siguiente llegué al trabajo y encontré el libro *The Juice Lady's Turbo Diet* [La dieta turbo de La Dama de los Jugos] de Cherie Calbom esperándome en mi escritorio. Lo hice a un lado. Tenía mucho que hacer. Pero por alguna razón, esa noche lo puse en mi bolso. ¿Había un ángel invisible trabajando?

Cuando me desperté a las 2:00 a. m. Sin poder volver a conciliar el sueño, quería algo qué leer y ahí estaba: *The Juice Lady's Turbo Diet* [La dieta turbo de La Dama de los Jugos]. Leí ese libro hasta que salió el sol. Me identifiqué con todo lo que decía Cherie. Créanme cuando digo que lo había intentado todo. He hecho de todo desde nada de carbohidratos (no es un buen plan para los atletas de resistencia) al plan de alimentación en el que estaba en ese tiempo, que consistía en vivir de barras de energía durante el día y regresar a casa por la noche y echar por la ventana todos los consejos de buena nutrición que les había dado a mis corredores mientras me comía todo a la vista porque estaba muriéndome de hambre.

Empecé a entender todo lo que explicaba Cherie, como que cuando tu cuerpo no procesa correctamente los alimentos es incapaz de utilizar los nutrientes adecuadamente. En lugar de que la comida sirva como combustible, lo que uno come se convierte en grasa y el cuerpo necesita ser limpiado periódicamente o las toxinas evitan que uno adelgace. ¡La bombilla se me encendió! Me di cuenta de que mis órganos no estaban procesando muy bien los alimentos que estaba comiendo.

Ahora estaba intrigada. Quería eliminar los alimentos que Cherie sugería en la dieta turbo y seguir su plan de dieta de jugos y alimentación limpia. Estaba decidida a eliminar los lácteos, el gluten y la proteína animal para ver si sentía alguna diferencia. ¡Hice una limpieza de tres días y estaba en *fuego!* Estaba adelgazando, y mi nivel de energía estaba aumentando.

Entonces vi *Fat, Sick and Nearly Dead* [Gordo, enfermo y casi muerto] donde una persona dice: "Jamás haría una limpieza de diez días con jugo". Estaba tan emocionada de hacer una limpieza de diez días que salí corriendo a comprar el libro de Cherie, *Juicing, Fasting and Detoxing for Life* [Tomar jugo, ayunar y desintoxicarse de por vida]. Compré un mejor extractor de jugos y toneladas de frutas y verduras y empezó el juego.

Estaba muy emocionada de ver cómo se sentiría mi cuerpo y aún más intrigada por la desintoxicación emocional que el libro de Cherie decía que podría tener lugar. Todo lo que ella describió en el libro de jugos, ayuno y desintoxicación era cierto. Se fueron todos mis antojos. No tenía hambre. Después de tres días en el programa dejé de pensar en la comida por completo. Al final de un mes, con una limpieza de tres días, comiendo limpio y un festín de jugos de diez días (me gusta más llamarlo así que un ayuno), pesaba doce libras (5,44 kg) menos. (A la fecha, he adelgazado veinte libras [9 kg] y lo mejor de todo fue que volví a ser la persona feliz y energética que soy).

La gente que viene a la tienda ha notado los cambios: mi piel es más brillante y, por supuesto, estoy más delgada, y la gente dice que me veo más joven. Mi revolución de jugos había empezado. Si yo podía hacer esto, cualquiera podía. Yo estaba en una misión con toda mi energía recién descubierta.

¿Por qué el jugo es tan eficaz para cambiar vidas?

Cada vez que usted se sirva un vaso de jugo, imagínese un gran cóctel de vitaminas y minerales con una riqueza de nutrientes que promueven la vitalidad. Las verduras son convertidas en una forma fácilmente absorbible que su cuerpo puede utilizar enseguida. Esta comida no tiene que pasar por un gran procesamiento para digerirse. Así que entra a trabajar en su cuerpo para darle energía y renovarlo justo hasta sus células. También le ahorra a sus órganos todo el trabajo necesario para digerir los alimentos y eso equivale a más energía. Asimismo desintoxica su cuerpo porque es rico en antioxidantes, de modo que aligera su carga, y el cuerpo no tiene que trabajar tan duro para lidiar con todo el material tóxico.

Los componentes nutricionales del jugo fresco

Además del agua y las proteínas y los carbohidratos de fácil absorción, el jugo también proporciona ácidos grasos esenciales, vitaminas, minerales, enzimas, biofotones y fitonutrientes. y los investigadores continúan explorando la manera en que los nutrientes que se encuentran en el jugo ayudan al cuerpo a sanar y deshacerse del peso no deseado. La próxima vez que se haga un vaso de jugo fresco, esto es lo que estará bebiendo:

Proteína

Cuando piensa en las fuentes de proteína, ¿alguna vez le viene a la mente el jugo? Probablemente no, pero sorprendentemente los jugos le ofrecen más de lo que podría imaginar. Utilizamos la proteína para formar músculos, ligamentos, tendones, cabello, uñas y piel. La proteína es necesaria para elaborar enzimas, las cuales dirigen las reacciones químicas y las hormonas que guían las funciones corporales. Las frutas y las verduras contienen menores cantidades de proteína que los alimentos de origen animal como la carne de los músculos y los productos lácteos. Por lo tanto, se los considera como fuentes pobres de proteína. Pero los jugos son formas concentradas de verduras y frutas, por lo cual proporcionan aminoácidos de fácil absorción; los aminoácidos son los componentes de la proteína. Por ejemplo, 16 onzas (473 ml) de jugo de zanahoria (2 a 3 libras [900 g a 1,36 kg] de zanahoria) proporcionan aproximadamente 5 gramos de proteína (el equivalente a una alita de pollo o 2 onzas [56,7 g] de tofu). La proteína vegetal no es una proteína completa, así que no proporciona todos los aminoácidos que su cuerpo necesita. Además de muchas verduras de hoja verde oscuro, usted querrá comer otras fuentes de proteína, tales como germinados, legumbres (frijoles, lentejas y arvejas partidas), nueces, semillas y granos enteros. Si usted no es vegetariano, puede agregar huevos y carnes de músculo de corral y alimentadas con pasto o forraje como pollo, pavo, cordero y res junto con pescado silvestre.

Carbohidratos

Los jugos de frutas y verduras contienen carbohidratos. Los carbohidratos proporcionan combustible para el cuerpo, que utiliza para movimiento, producción de calor y reacciones químicas. Los enlaces químicos de los carbohidratos atrapan la energía que la planta recibe del sol, y esta energía es liberada cuando el cuerpo quema alimentos vegetales como combustible. Hay tres categorías de carbohidratos: simples (azúcares), complejos (almidones y fibra) y fibra. Elija más carbohidratos complejos que carbohidratos simples en su dieta. Hay más azúcares simples en el jugo de fruta que en el de verdura, que es la razón por la que usted debe tomar más jugos de verdura y en algunos casos no beber más de 4 onzas (118,3 ml) de jugo de fruta al día. En las verduras y en las frutas enteras se encuentran fibras tanto solubles como insolubles, y ambos tipos son necesarios para una buena salud. ¿Quién dijo que el jugo no tiene fibra? El jugo tiene la forma soluble: la pectina y las gomas, que son excelentes para el tracto digestivo. La fibra soluble también ayuda a reducir los niveles de colesterol en la sangre, a estabilizar el azúcar en la sangre y a mejorar las bacterias buenas del intestino.

Ácidos grasos esenciales

Hay muy poca grasa en los jugos de frutas y verduras, pero las grasas que sí contienen los jugos son esenciales para su salud. Los ácidos grasos esenciales (EFA)—los ácidos linoleico y alfa-linolénico en particular—que encuentran en el jugo fresco funcionan como componentes de las células nerviosas, las membranas celulares y unas sustancias semejantes a las hormonas llamadas prostaglandinas. También son necesarios para la producción de energía.

Vitaminas

El jugo fresco está cargado de vitaminas. Las vitaminas participan, junto con los minerales y las enzimas, en reacciones químicas. Por ejemplo, la vitamina C participa en la producción de colágeno, uno de los principales tipos de proteína que se encuentra en el cuerpo. Los jugos frescos son excelentes fuentes de vitaminas hidrosolubles como la vitamina C; muchas de las vitaminas B y algunas vitaminas liposolubles como la vitamina E; los carotenos, conocidos como provitamina A (se convierten en vitamina A según el cuerpo lo necesite); y la vitamina K. También vienen envueltas en cofactores, como la vitamina C con bioflavonoides. Las vitaminas y los cofactores se ayudan mutuamente para ser más eficaces.

Minerales

El jugo fresco está cargado de minerales. Hay alrededor de dos docenas de minerales que su cuerpo necesita para funcionar bien. Los minerales, junto con las vitaminas, son componentes de las enzimas. Componen parte de los huesos, dientes y tejidos sanguíneos y ayudan a mantener la función celular normal. Los minerales principales incluyen calcio, cloruro, magnesio, fósforo, potasio, sodio y azufre. Los minerales traza son necesarios en cantidades muy pequeñas, entre los cuales están boro, cromo, cobalto, cobre, fluoruro, manganeso, níquel, selenio, vanadio y cinc. Los minerales ocurren en formas inorgánicas en el suelo y las plantas los incorporan a sus tejidos. Como parte de este proceso, los minerales se combinan con las moléculas orgánicas en formas fácilmente absorbibles, que hacen de los alimentos vegetales una excelente fuente dietética de minerales. Se cree que los jugos proporcionan mejor absorción de minerales que las verduras enteras porque el proceso de la extracción del jugo libera los minerales en una forma altamente absorbible y fácilmente digerible.

Enzimas

Los jugos frescos están repletos de enzimas: aquellas moléculas "vivas" que trabajan con las vitaminas y los minerales para acelerar las reacciones necesarias para las funciones vitales del cuerpo. Sin las enzimas no tendríamos vida en nuestras células. Las enzimas abundan en los alimentos crudos, pero el calor como la cocción y la pasteurización las destruye. Todos los jugos que se embotellan, incluso los que se mantienen en refrigeración, tienen que ser pasteurizados. Se requiere que las temperaturas para la pasteurización vayan por encima del límite de lo que preservaría las enzimas y las vitaminas.

Cuando come y bebe alimentos ricos en enzimas, estas pequeñas proteínas ayudan a descomponer los alimentos en el tracto digestivo, librando así al páncreas, el intestino, la vesícula biliar y el estómago—los productores de enzimas del cuerpo—del exceso de trabajo. Esta acción coadyuvante es conocida como la "ley de la secreción por adaptación de enzimas digestivas". Según esta ley, cuando una porción de la comida que come es digerida por las enzimas presentes en el alimento, el cuerpo secreta menos de sus propias enzimas. Esto permite que la energía del cuerpo sea desplazada de la digestión a otras funciones tales como la reparación y el rejuvenecimiento. Los jugos frescos requieren muy poco gasto de energía para ser digeridos y esa es una de las razones por las que la gente que empieza a beber regularmente jugo fresco a menudo informan que se sienten mejor y con más energía de inmediato.

Fitoquímicos

Las plantas contienen sustancias que las protegen de las enfermedades, las lesiones y la contaminación. Estas sustancias son conocidas como fitoquímicos. *Fito* significa "vegetal", y *químicos* en este contexto significa "nutrientes". Hay decenas de miles de fitoquímicos en los alimentos que comemos. Por ejemplo, el tomate promedio puede contener hasta diez mil diferentes tipos de fitoquímicos, el más famoso es el licopeno. Los fitoquímicos les dan a las plantas su color, olor y sabor. A diferencia de las vitaminas y las enzimas, son estables al calor y pueden soportar la cocción. Los investigadores han encontrado que las personas que consumen la mayoría de las frutas y verduras, que son las mejores fuentes de fitoquímicos, tienen la menor incidencia de cáncer y otras enfermedades. Beber jugos de verduras le brinda estas sustancias vitales en una forma concentrada.

Biofotones

Hay otra sustancia que es más difícil de medir que las demás y que está presente en los alimentos crudos. Está siendo estudiada científicamente en tubos de ensayo y se llama biofotones. Es la energía luminosa que las plantas absorben del sol, y se encuentra en las células vivas de alimentos crudos como las frutas y las verduras. Se ha demostrado que los fotones emiten energía luminosa coherente cuando son fotografiados de manera única (utilizando la fotografía Kirlian). Esta energía luminosa se cree tiene muchos beneficios cuando se consume; uno en particular se piensa que facilita la comunicación celular. Los biofotones alimentan las mitocondrias de las células que producen ATP: el combustible de energía de nuestro cuerpo. También se cree que los biofotones contribuyen con nuestra energía, vitalidad y una sensación de energía y bienestar.

Preguntas frecuentes

Ahora que ya sabe por qué el jugo es tan eficaz para la buena salud, quizá tenga algunas preguntas sobre cómo hacer y tomar jugos. A continuación me referiré a algunas de las preguntas que me hacen más comúnmente sobre cómo hacer y tomar jugos.

¿Por qué el jugo? ¿Por qué no comer las frutas y las verduras?

Aunque siempre le digo a la gente que coma frutas y verduras, hay al menos tres razones por las que el jugo es importante y también se debe incluir en la dieta. En primer lugar, podemos hacer jugo de muchas más frutas y verduras de las que probablemente nos podríamos comer en un día. Masticar verduras crudas requiere mucho tiempo. Masticar es muy bueno. Lo recomiendo altamente. Sin embargo, no tenemos mucho tiempo para masticar alimentos crudos. Un día medí cuánto tiempo me tomaría comer cinco zanahorias medianas. (De eso es que a menudo hago jugo junto con pepino, limón, raíz de jengibre, remolacha, col rizada y apio). Fueron alrededor de cincuenta minutos de masticación. No solo no tengo tanto tiempo todos los días, mi mandíbula quedó tan cansada después que casi no la podía mover.

En segundo lugar, podemos extraer jugo de partes de la planta que no nos comeríamos normalmente, como los tallos, las hojas y las semillas. Yo extraigo jugo de cosas que sé que rara vez o nunca comería, tales como los tallos y las hojas de la remolacha, las hojas del apio, la parte blanca tersa del limón (amarillo) con las semillas, los tallos de los espárragos, los tallos del brócoli, la base de la coliflor, las hojas del colinabo, las hojas del rábano y pencas de col rizada.

En tercer lugar, el jugo ya está procesado así que hace más fácil la digestión. Se estima que el jugo ya está operando en el sistema unos veinte a treinta minutos después de que se consume. Cuando tenemos algún padecimiento, el jugo constituye una buena terapia por este mismo motivo. Cuando el cuerpo tiene que trabajar duro para digerir las verduras, por ejemplo, puede gastar mucha energía en el proceso digestivo. Los jugos hacen el trabajo por uno. Así que cuando usted bebe un vaso de jugo fresco, todos esos nutrientes que dan vida pueden ir a trabajar de inmediato para sanar y reparar su cuerpo, dándole energía para su trabajo de rejuvenecimiento.

LA LUZ AFECTA LOS NUTRIENTES

¿Selecciona sus frutas y verduras de la parte delantera del estante o busca hasta atrás esperando encontrar las que están más frescas y menos magulladas? Si cree que las frutas y verduras ocultas son las mejores, un nuevo estudio 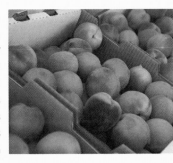 puede convencerlo de elegir sus frutas y verduras de manera distinta. Los científicos del Departamento de Agricultura de los EE. UU. (USDA, por sus siglas en inglés) recomiendan que los consumidores seleccionen sus frutas y verduras de entre las que reciben la mayor luz; generalmente las que se encuentran en la parte delantera o la parte superior del estante. Por ejemplo, los investigadores descubrieron que la espinaca expuesta a la luz continua durante el almacenamiento era nutricionalmente más densa que la espinaca que estaba continuamente en la oscuridad. Los científicos dijeron que la luz afecta el sistema fotosintético de las hojas, lo cual se tradujo en un aumento de vitaminas C, E, K y ácido fólico.[1]

¿No necesitamos la fibra que se pierde al extraer el jugo?

Es cierto que necesitamos comer verduras, frutas, germinados y legumbres enteros, así como granos enteros por la fibra. Bebemos el jugo por los nutrientes adicionales; es mejor que cualquier píldora vitamínica, y para adelgazar recomiendo los jugos de verduras para el control del apetito. También recomiendo el jugo como terapia. Cubro más de cincuenta padecimientos diferentes en mi libro *The Juice Lady's Guide to Juicing for Health* [La guía de hacer y tomar jugos para recuperar su salud de La Dama de los Jugos] que pueden mejorar con terapia de jugo, dieta y nutrientes. Las frutas y las verduras enteras tienen fibra insoluble y soluble. Ambos tipos de fibra son muy importantes para la salud del colon. Es cierto que la fibra insoluble se pierde cuando se hacen jugos. Sin embargo, la fibra soluble está presente en los jugos en la forma de gomas y pectinas. La fibra soluble es excelente para el sistema digestivo. También ayuda a reducir los niveles de colesterol en sangre, estabilizar el azúcar en la sangre y mejorar las bacterias buenas del intestino. No se preocupe por la fibra que se pierde al extraer el jugo. Piense en toda la nutrición adicional que está recibiendo. El jugo fresco es uno de los mejores cócteles de vitaminas y minerales que podría beber. Puede ser que ya no necesite tantos suplementos nutricionales cuando haga y tome jugos, de modo que podrá ahorrar dinero a largo plazo. Beba su jugo como una adición inteligente a su dieta alta en fibra.

¿Son muchos los nutrientes que se pierden con la fibra?

En el pasado algunos grupos pensaban que una cantidad significativa de nutrientes quedaban en la fibra después de extraer el jugo, pero esa teoría ha sido refutada. El Departamento de Agricultura de los EE. UU. analizó doce frutas y encontró que 90% de los nutrientes antioxidantes que midieron se encontraban en el jugo en lugar de en la fibra.[2] Esto hace del jugo un gran suplemento dietético.

¿El jugo fresco es mejor que el jugo procesado comercialmente?

El jugo fresco es un "alimento vivo" con el complemento completo de vitaminas, minerales, fitoquímicos y enzimas. También contiene biofotones que revitalizan el cuerpo. ¡Usted se siente mejor cuando bebe jugo fresco! En contraste, los jugos procesados, enlatados, embotellados, congelados o envasados comercialmente han sido pasteurizados, lo cual significa que el jugo ha sido calentado y muchas de las vitaminas y de las enzimas han sido destruidas o eliminadas. y la energía luminosa prácticamente ha desaparecido. Si mira una fotografía Kirlian de verduras cocidas o de un vaso de jugo pasteurizado, verá muy poca "luz" o nada de luz emanando de ellos. Esto significa que el jugo tendrá un tiempo de caducidad más largo, pero no le dará vida a su cuerpo. Hacer su propio jugo también le permite utilizar una variedad de verduras y frutas más amplia de la que de otro modo podría comer, como la col rizada, la remolacha con sus hojas y tallos, el limón (amarillo) con la parte blanca, tallos, semillas y trozos de raíz de jengibre. Algunas de mis recetas incluyen pataca, jícama, col verde, hojas de apio, tallos de espárrago, tallos de brócoli, col rizada y perejil. Estos tubérculos dulces y crujientes y estas verduras de hoja saludables no se encuentran en la mayoría de los jugos procesados comercialmente.

¿Cuánto tiempo se puede almacenar el jugo fresco?

Entre más pronto beba el jugo fresco después de que lo haga, obtendrá la mayor cantidad de nutrientes. Sin embargo, puede almacenar el jugo y no perder demasiados nutrientes manteniéndolo frío en un contenedor hermético o cubierto en el refrigerador. También puede congelarlo. Muchas mamás ocupadas están decidiendo hacer un gran lote de jugo los fines de semana y congelarlo en recipientes individuales.

En una nota personal, cuando tenía el síndrome de fatiga crónica, hacía jugos en las tardes cuando tenía más energía y guardaba el jugo cubierto en el refrigerador y lo bebía durante las siguientes veinticuatro horas hasta que hacía mi siguiente tanda de jugo. Yo me recuperé haciéndolo así.

¿Cuántas frutas y verduras se necesitan para hacer un vaso de jugo?

La gente a menudo me pregunta si se necesita una cesta de frutas y verduras para hacer un vaso de jugo. De hecho, si está usando un buen extractor, toma una cantidad sorprendentemente pequeña. Por ejemplo, los siguientes elementos producen un vaso de 8 onzas (236,6 ml) de jugo: cinco a siete zanahorias grandes o un pepino grande. Los siguientes rinden aproximadamente 4 onzas (118,3 ml) de jugo cada uno: una manzana grande, tres o cuatro pencas grandes de apio (de 13 pulgadas o 33 cm) o una naranja grande. La clave es conseguir un buen extractor que deje la pulpa seca. He usado extractores de jugo, incluso modelos caros, que dejan la pulpa muy húmeda. Cuando pasaba la pulpa nuevamente por el extractor, obtenía más jugo y la pulpa todavía estaba húmeda. Si la velocidad de rotación (RPM) es demasiado alta o el extractor no es eficiente en otros sentidos, desperdiciará muchas frutas y verduras.

¿Hacer y tomar jugos costará mucho dinero?

Si usted hace los cálculos, descubrirá que el costo de un vaso de jugo es menor al de un café con leche; con tres o cuatro zanahorias, medio limón (amarillo), un trozo de raíz de jengibre, dos pencas de apio, tres o cuatro hojas verdes, y medio pepino, probablemente gaste entre dos y tres dólares y medio, dependiendo de la temporada, el área del país donde viva y la tienda donde compre las frutas y las verduras. Pero espere, también hay ahorros escondidos. Quizá ya no necesite tomar tantos suplementos vitamínicos. ¿Y eso cuánto cuesta? Además probablemente necesite muchos menos medicamentos de venta libre como analgésicos; auxiliares para dormir; antiácidos; y medicamentos para el resfriado, la tos y la influenza. ¡Eso es un ahorro enorme! y además está el tiempo de trabajo que no perdió por enfermedad. ¿Qué pasa cuando se le acaban los días en los que puede tomar licencia con goce de sueldo por enfermedad? O si es un profesional independiente, seguramente pierde ingresos cada día que está enfermo. Con las propiedades del jugo fresco para desarrollar su sistema inmune y luchar contra la enfermedad, debería mantenerse sano a lo largo de todo el año.

¿CÓMO ELEGIR EL EXTRACTOR ADECUADO?

Elegir el extractor adecuado puede marcar la diferencia entre hacer y tomar jugos todos los días y nunca hacer y tomar jugos otra vez, así que es importante conseguir uno que se adapte a su estilo de vida. A menudo me preguntan si se puede utilizar la licuadora en lugar de un extractor de jugo, y, lamentablemente, no puede utilizar una licuadora para hacer jugo, sin importar su alta potencia o lo cara que sea. El extractor de jugos separa el líquido de la pulpa (la fibra insoluble). Una licuadora licúa todo lo que se coloca en ella; no separa el jugo de la fibra insoluble. Si cree que podría ser una buena idea tener la pulpa de la zanahoria, la remolacha, el perejil y el apio en su jugo para añadirle fibra, puedo decirle por experiencia que sabe a papilla jugosa. Para el mejor jugo, que es el tipo de jugo que disfrutará y beberá todos los días, necesita un extractor de jugos. Estas son las características que debe buscar:

- Elija una máquina con una potencia adecuada (en caballos de potencia, HP, o watts, W). Le recomiendo un extractor de jugos con una potencia de 0,3 a 1 HP (223,7 a 745,7 W). Las máquinas con un motor débil con menos potencia deben correr a RPM (revoluciones por minuto) extremadamente altas. Sin embargo, las RPM de una máquina no reflejan 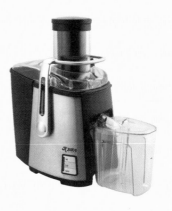 con exactitud su capacidad para desempeñarse con eficacia, porque las RPM se calculan cuando el extractor está operando al vacío, no mientras está extrayendo jugo. Cuando mete una fruta o verdura en una máquina de baja potencia, las RPM se reducen drásticamente, y a veces el extractor llega a detenerse por completo. He "matado" algunas máquinas con la primera zanahoria que les he metido.

- Asegúrese de que el extractor es eficiente en la extracción de jugo. He usado varios extractores de jugo que desperdiciaban mucha fruta y verdura porque dejaban mucho jugo en la pulpa. Usted no debería poder sacarle mucho jugo a la pulpa. Algunas máquinas tienen RPM demasiado altas, y la pulpa sale sumamente mojada. Algunas personas me han dicho que gastan mucho dinero en frutas y verduras, y que obtienen solo una pequeña cantidad de jugo, lo cual no debe ser el caso. A menudo ha resultado que estaban perdiendo muchas frutas y verduras debido a un extractor poco eficiente.

- Busque una máquina que tenga circuitos electrónicos que mantengan la velocidad de las aspas durante la extracción de jugo.

- El extractor debería ser capaz de extraer jugo de todo tipo de frutas y verduras. Asegúrese de que la máquina puede extraer jugo de verduras duras y difíciles como las zanahorias y las remolachas, así como de verduras de hoja delicadas como el perejil, la lechuga y las hierbas. Asegúrese de que no necesite un aditamento especial para cítricos. Para el jugo de pasto de trigo necesitará un extractor de jugo de pasto de trigo o un extractor que extraiga el jugo por presión, como una barrena simple o una máquina de doble engranaje, también conocida como un extractor por masticación. Tenga en cuenta que las máquinas que extraen jugo del pasto de trigo a la par de otras frutas y verduras requieren más tiempo de uso. Algunas además toman más tiempo para limpiarse.

- Busque uno con un gran tubo de alimentación si no tiene mucho tiempo para dedicarlo a exprimir. Cortar las frutas y verduras en trozos pequeños antes de hacerlas jugo toma tiempo. Un gran tubo de alimentación le permitirá hacer jugos más rápidamente. Tenga en cuenta que los extractores estilo masticación tienen pequeñas aberturas en la parte superior, así que tendrá que pasar un poco más tiempo preparando sus frutas y verduras.

- Busque un extractor con solamente unas pocas piezas que limpiar. Entre más partes tenga un extractor, y más complicadas de lavar sean las piezas, más tiempo tomará limpiarlo y más tiempo tardará en volverlo a armar. Eso hace que sea menos probable que utilice su máquina diariamente. También asegúrese de que las partes sean aptas para el lavavajillas. Es muy fácil solamente enjuagar las piezas y dejarlas secar al aire. Realmente ayuda rociar la cesta cortadora si tiene un rociador conectado a la llave mezcladora. Esto puede remover las partículas de fibra muy rápidamente. Luego tome un cepillo de cerdas suaves para platos y cepille ambos lados rápidamente bajo el chorro del agua. Yo limpio la tapa, la cesta cortadora y el recipiente para el jugo de esta manera en menos de un minuto.

Dos tipos de extractores de jugos: Centrífugo y de masticación

Los extractores centrífugos o de centrífuga suelen tener un diseño vertical. Los alimentos se insertan en una cesta cortadora de malla que gira rápidamente con dientes filosos. Los dientes desmenuzan los vegetales hasta formar una pasta, y el movimiento centrífugo extrae el jugo de la pulpa y lo pasa por el filtro de malla, donde se canaliza fuera el extractor mediante un canal y la pulpa se expulsa a un receptor. Los extractores centrífugos no extraen jugo del pasto de trigo. Otro inconveniente es que el jugo no durará tanto como el jugo hecho con un extractor de masticación porque incorpora más oxígeno al jugo. También hay indicios de que hay menos nutrientes en el jugo de aparatos centrífugos debido al proceso de extracción del extractor. Todo acerca de hacer y tomar jugos.

El extractor de masticación produce jugo con una barrena o un engranaje doble. Los pedazos de frutas y verduras se introducen en la parte superior del tubo de alimentación y son triturados y exprimidos. El jugo fluye hacia fuera por la parte inferior, mientras que la pulpa es empujada hacia afuera por el extremo del tubo. Debido a la acción más lenta de trituración y exprimido de los extractores de masticación pueden procesar pasto de trigo y extraerán jugo de las verduras de hoja un poco mejor que un extractor centrífugo. El jugo que producen estos dispositivos durará mucho más que el jugo hecho en un extractor centrífugo, y hay indicios de que los nutrientes se conservan más. Las desventajas son que tardan más tiempo en hacer el jugo porque son más lentos, y las frutas y verduras se tienen que cortar en trozos más pequeños porque no vienen con bocas anchas. ¿Cuál es el mejor tipo de extractor? El que usted utilizará todos los días.

Fundamentos de hacer y tomar jugos

Hacer jugos es un proceso muy sencillo. Sin embargo, a pesar de lo simple del procedimiento, ayuda mantener en mente algunas pautas para obtener los mejores resultados.

- *Lave los vegetales antes de hacerlos jugo.* Hay productos para lavar frutas y verduras disponibles en muchas tiendas de abarrotes y de alimentos saludables. O puede usar peróxido de hidrógeno y luego enjuagar. Corte todas las áreas mohosas, magulladas o dañadas de los vegetales.

- *Siempre pele las naranjas, las mandarinas, los tangelos y las toronjas* antes de hacerlas jugo, porque las cáscaras de estos cítricos contienen aceites volátiles que pueden causar problemas digestivos como dolores de estómago. Se puede extraer jugo de las cáscaras de limón (amarillo) y de la lima (limón verde), si son orgánicos, pero añaden un sabor peculiar que no es uno de mis favoritos para la mayoría de las recetas. Generalmente los pelo. No obstante, deje tanto de la parte blanca tersa de las frutas cítricas como sea posible, puesto que contiene la mayor cantidad de vitamina C y bioflavonoides.

Los bioflavonoides trabajan con la vitamina C; se necesitan mutuamente para crear la mejor ingesta para sus células inmunes. Siempre pele los mangos y las papayas, ya que sus pieles contienen un agente irritante que es perjudicial cuando se come en gran cantidad. También le recomiendo que pele todos los vegetales que no estén etiquetados como orgánicos aunque la mayor concentración de nutrientes está en la cáscara y cerca de ella. Por ejemplo, los pepinos no orgánicos a menudo son encerados lo cual atrapa los pesticidas, y usted no quiere cera ni pesticidas en su jugo. Las cáscaras y pieles de frutas y verduras rociadas contienen la mayor concentración de pesticidas.

- *Remueva los huesos, los carozos y las semillas duras* de frutas como los duraznos, las ciruelas, los albaricoques, las cerezas y los mangos. Las semillas más suaves de los pepinos, naranjas, limones, limas, sandías, melones, uvas, papayas y manzanas se pueden hacer jugo sin problema. Debido a su composición química, no se debe hacer jugo de grandes cantidades de semillas de manzana para los niños menores de dos años, pero no deberían causar ningún problema a los niños mayores y los adultos.

- *Los tallos y las hojas de la mayoría de las frutas y verduras se pueden hacer jugo.* Los tallos y las hojas de remolacha, las hojas que coronan las fresas, las hojas del apio, las hojas del rábano y los pequeños tallos de las uvas están bien para hacerlas jugo y ofrecen nutrientes. Deseche los tallos de uva más grandes, ya que pueden amolar la cuchilla del extractor. También remueva los tallos y las hojas de las zanahorias y el ruibarbo porque contienen sustancias tóxicas. Corte la punta de las zanahorias puesto que esta es la parte que primero se echa a perder.

- *Corte las frutas y verduras en secciones o trozos* que quepan en el tubo de alimentación de su extractor. Usted aprenderá por experiencia qué puede añadir entero y qué tamaño de trozos funciona mejor para su máquina. Si tiene un tubo de alimentación grande, no tendrá que cortar tantos vegetales.

- *Algunas frutas y verduras no se prestan bien para hacerlas jugo.* La mayoría de las frutas y las verduras contienen mucha agua, lo cual es ideal para hacerlas jugo. Las verduras y las frutas que contienen menos agua, como los plátanos y los aguacates, no son buenos para hacerlos jugo. Pueden ser usados en sopas frías y batidos a través de extraer primero el jugo de otros vegetales, para luego verter el jugo en una licuadora y agregarle el aguacate, por ejemplo, para hacer una sopa cruda o un batido verde. Los mangos y las papayas pueden hacerse jugo, pero producen un jugo más denso.

- *Beba su jugo tan pronto como usted pueda* después de haberlo hecho. Si no puede beber el jugo de inmediato, almacénelo en un contenedor hermético como un termo o en otro recipiente hermético, opaco y póngalo en la nevera de ser posible. Puede almacenar jugo hasta por veinticuatro horas. La luz, el calor y el aire destruyen rápidamente los nutrientes. Tenga en cuenta que entre más deje reposar el jugo antes de beberlo, se pierden la mayor cantidad de nutrientes. También lo puede congelar. Si el jugo se vuelve marrón, se ha oxidado y ha perdido una gran cantidad de su valor nutricional; no es bueno beberlo en este punto ya que puede estar echado a perder. Cuando estaba muy enferma con el síndrome de fatiga crónica, tenía solamente suficiente energía para hacer jugo una vez al día. Almacenaba un poco de jugo hasta por veinte y cuatro horas. Me recuperé haciendo eso, así que sé que el jugo tenía muchos nutrientes incluso en la porción almacenada. El jugo de melón y de repollo no dura mucho; bébalo tan pronto lo haya hecho.

EL QUE NO DESPERDICIA, NO PADECE NECESIDAD

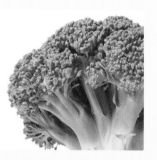

Empiece a guardar partes de vegetales para hacer jugo que normalmente tiraría, como los tallos de brócoli, la base de la coliflor, los tallos duros de los espárragos, las hojas de rábano, las hojas de colinabo, los tallos de cilantro, los tallos de perejil, los tallos de espinacas, las hojas de col rizada y cualquier otra parte de la que se pueda extraer jugo que no haya mencionado. Añada estas partes a distintas recetas de jugo. Si las agrega en cantidades limitadas, ni siquiera sabrá que están ahí. Esto es saber economizar y es bueno para su salud. Guarde la pulpa de sus verduras y agréguesela a sus sopas. Una de nuestras amigas le agrega la pulpa de las verduras a sus sopas y para ella es una excelente adición, siempre y cuando no le ponga demasiado. No utilice más de 2 tazas (de pulpa de verduras) por receta de sopa. Guarde un poco de pulpa de verduras para alimentar pollos. Le da a sus huevos yemas amarillo brillante. También puede usarla para elaborar compost con el fin de enriquecer el sustrato de su jardín, y no olvide a sus mascotas. Yo le corto las puntas a las zanahorias antes de hacerlas jugo, y a nuestra Schnauzer, Annie, le encantan. También le doy un poco de la fibra de la zanahoria, y ella se la come rápidamente.

Busque frutas y verduras orgánicas

La popularidad de los alimentos orgánicos ha aumentado dramáticamente en los últimos años y sigue creciendo. Las ventas de los alimentos orgánicos alcanzan los miles de millones de dólares cada año y continúan aumentando anualmente. Parece que un número siempre creciente de personas quiere evitar los miles de millones de libras o más de pesticidas y herbicidas que son rociados o añadidos al suelo de cultivo anualmente.[3] ¡y es por una buena razón! Se estima que solamente alrededor de 2% de esta cantidad en realidad combate a los insectos y las malas hierbas mientras que el resto es absorbido por las plantas y difundido en nuestro aire, suelo y agua.[4] Los residuos de estos pesticidas plantean riesgos de salud a largo plazo como el cáncer, la enfermedad de Parkinson y defectos congénitos,[5] así como riesgos para la salud inmediata por intoxicación aguda incluyendo vómito, diarrea, visión borrosa, temblores, convulsiones y daño nervioso.

Si los pesticidas y herbicidas no suponen un riesgo para la salud (como se nos ha dicho), entonces ¿por qué, cuando se comparan con las tasas de cáncer del público en general, hay una mayor incidencia de cáncer, particularmente de linfoma, leucemia y cáncer cerebral, cutáneo, gástrico y de próstata entre los trabajadores del campo, los agricultores y sus familias?[6]

A menudo me preguntan si los productos orgánicos son más nutritivos que los cultivados convencionalmente. Los estudios han demostrado que así es. Según los resultados de un estudio de $25 millones de dólares en alimentos orgánicos, el más grande de su tipo a la fecha, los productos orgánicos eclipsan totalmente a los cultivados convencionalmente en contenido nutricional. Un estudio de cuatro años financiado por la Unión Europea descubrió que las verduras y frutas orgánicas contienen hasta 40% más antioxidantes. Tienen niveles más altos de minerales beneficiosos tales como hierro y zinc. La leche de manadas orgánicas contenía hasta 90% más antioxidantes. Los investigadores obtuvieron sus resultados después de cultivar frutas y verduras y criar ganado en sitios orgánicos e inorgánicos adyacentes. El informe también encontró que comer alimentos orgánicos incluso puede ayudar a aumentar la ingesta de nutrientes de las personas que no consumen la cantidad recomendada de porciones de frutas y verduras al día.[7]

Además, un estudio de 2001 realizado como parte de una tesis doctoral en la Universidad Johns Hopkins consideró cuarenta y un estudios diferentes que tenían que ver con pruebas de campo, experimentos de invernadero en macetas, estudios de la canasta básica y estudios de los agricultores. Los nutrientes más estudiados a través de estos estudios incluían calcio, cobre, hierro, magnesio, manganeso, fósforo, potasio, sodio, zinc, betacaroteno y vitamina C. Muchos estudios también consideraban nitratos. Según el estudio había significativamente más vitamina C (27%), hierro (21%), magnesio (29%) y fósforo (13%) en los productos orgánicos que en los vegetales cultivados convencionalmente. También había 15% menos nitratos en las verduras orgánicas. Las verduras que tuvieron los mayores aumentos en nutrientes entre la producción orgánica y la convencional fueron lechuga, espinaca, zanahoria, papa y repollo.[8]

Aunado al hecho de que los productos orgánicos tienen menos residuos químicos, puede ver que comprar alimentos cultivados orgánicamente bien vale el esfuerzo y el costo adicional.

Al elegir alimentos cultivados orgánicamente, busque las etiquetas marcadas como "producto orgánico certificado". Esto significa que el producto ha sido cultivado según estrictas normas uniformes que son verificadas por organizaciones independientes públicas o privadas. La certificación incluye la inspección de granjas e instalaciones de procesamiento, llevar registros detallados y pruebas de pesticidas del suelo y el agua para asegurar que los productores y distribuidores cumplen con los estándares del gobierno. Ocasionalmente quizá vea una etiqueta que dice "producto orgánico en transición". Esto significa que la producción fue cultivada en una granja que se convirtió recientemente de los aerosoles y fertilizantes químicos a la agricultura orgánica o que está en proceso de conversión.

Quizá no pueda darse el lujo de comprar todo orgánico. Cuando ese sea el caso, elija sabiamente. Según el Environmental Working Group [Grupo de Trabajo Ambiental], las verduras y frutas cultivadas comercialmente varían en sus niveles de residuos de pesticidas. Algunas verduras como el brócoli, los espárragos, las cebollas y los alimentos con cáscaras gruesas, como los aguacates, los plátanos y los limones, tienen niveles relativamente bajos de pesticidas en comparación con otras frutas y verduras.[9]

DOS ALIMENTOS QUE DEBE COMPRAR ORGÁNICOS

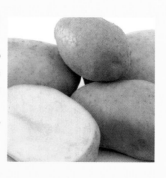

Las papas son un elemento básico de la dieta estadounidense. Un estudio encontró que representan 30% de nuestro consumo general de verduras. Un simple cambio a papas orgánicas tiene el potencial de generar un gran impacto porque las papas cultivadas comercialmente son algunas de las verduras más contaminadas con pesticidas. Una prueba del USDA en 2006 encontró que 81% de las papas probadas todavía contenían pesticidas después de haber sido lavadas y peladas. Además, la papa tiene uno de los contenidos más altos de plaguicidas entre cuarenta y tres frutas y verduras probadas, según el Grupo de Trabajo Ambiental.[10]

La manzana es la segunda fruta fresca que se come más comúnmente después de los plátanos (guineos), y son el segundo jugo de fruta más popular después del jugo de naranja. Pero la manzana es también una de las frutas más contaminadas. La buena noticia es que las manzanas orgánicas son fáciles de encontrar y están disponibles en la mayoría de las tiendas de abarrotes.

Tenga en cuenta que algunas frutas y verduras contienen grandes cantidades de pesticidas. Cada año el Grupo de Trabajo Ambiental publica su lista de la "Docena sucia" de frutas y verduras, que clasifica a las frutas y verduras de peor a mejor. Comer las frutas y verduras menos contaminadas que se encuentran en la lista de las "Quince limpias" expondrá a la persona a menos pesticidas. Puede consultarlo en línea en www.ewg.org. Cuando las frutas o verduras orgánicas que quiere no están disponibles pídale a su tienda de abarrotes que las tenga. También puede buscar operaciones de pequeños agricultores en su área y revisar los mercados de venta directa de los agricultores. Muchos pequeños agricultores no pueden permitirse usar tantos productos químicos en la agricultura como las grandes granjas comerciales. Otra opción es ordenar productos orgánicos por correo, por internet o a través de una cooperativa.

EVITE LA "DOCENA SUCIA"

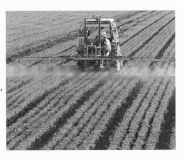

Si usted no puede permitirse el lujo de comprar todas sus frutas y verduras orgánicas, puede evitar los productos más contaminados con pesticidas. La organización de investigación sin fines de lucro, Grupo de Trabajo Ambiental (Environmental Working Group), periódicamente informa sobre los riesgos para la salud presentados por los plaguicidas en las frutas y verduras. Este grupo dice que usted puede cortar su exposición a los pesticidas en casi 90% simplemente evitando las doce frutas y verduras cultivadas convencionalmente que se ha encontrado que son las más contaminadas. Los estudios han demostrado que comer las doce frutas y verduras más contaminadas expondrá en promedio a una persona a unos catorce pesticidas al día. Comiendo las doce verduras y frutas menos contaminadas expondrá a una persona a menos de dos pesticidas por día.[11]

La lista más reciente de la "Docena sucia" en el momento de escribir este libro y que se encuentra más abajo se encuentra ordenada de lo más a lo menos contaminado. Este año el Grupo de Trabajo Ambiental amplió la lista para resaltar dos cultivos que no cumplían con los criterios tradicionales pero que comúnmente estaban contaminados con pesticidas organofosforados, que son insecticidas altamente tóxicos perjudiciales para el sistema nervioso. Aunque han sido removidos en gran medida de la agricultura, estos insecticidas todavía aparecen en algunos cultivos de alimentos.[12] La lista de la "Docena sucia" cambia cada año, así que para obtener las calificaciones actuales, visite www.ewg.org.

1. Manzana
2. Apio
3. Pimiento morrón
4. Durazno
5. Fresa
6. Nectarina (importada)
7. Uva (incluyendo pasas y vino)
8. Espinaca
9. Lechuga
10. Pepino
11. Arándano azul (nacional)
12. Papa

Además: las habichuelas y las hojas de col rizada y berza

¿Son dañinos los alimentos irradiados?

La irradiación de alimentos expone a los alimentos a radiaciones ionizantes con el fin de destruir microorganismos, bacterias, virus o insectos que podrían estar presentes en los alimentos. Aléjese de las frutas y verduras irradiadas tanto como sea posible. Algunos productores de alimentos utilizan radiación de rayos gamma para matar plagas, bacterias y gérmenes en los alimentos almacenados para aumentar la vida útil de los alimentos. El Dr. George Tritsch del Roswell Park Memorial Institute del Departamento de Salud de Nueva York, dice que se opone a consumir alimentos irradiados "debido a la abundante y convincente evidencia en la literatura científica de que los productos de la condensación de los radicales libres formados durante la irradiación producen aumentos estadísticamente significativos en carcinogénesis, mutagénesis y enfermedades cardiovasculares en los animales y el hombre". Además de que se ha reportado la destrucción de vitaminas y otros nutrientes.[13] Esta práctica destruye fitoquímicos, biofotones y enzimas, y genera subproductos nocivos como los radicales libres (que son tóxicos y pueden dañar las células) y productos químicos nocivos conocidos como productos radiolíticos, los cuales incluyen la talidomida.[14]

La irradiación de frutas y verduras puede plantear un problema aún mayor que la irradiación de otros tipos de alimentos debido a las grandes cantidades de agua encontrada en las frutas y las verduras, lo cual permite una mayor producción de radicales libres. La respuesta a las enfermedades transmitidas por los alimentos no es la irradiación sino detener el uso excesivo de pesticidas, transformar las granjas industriales sobrepobladas de semovientes en granjas humanitarias y garantizar las condiciones sanitarias al cultivar frutas y verduras, así como en las plantas de procesamiento de alimentos.

LAS "QUINCE LIMPIAS" DEL GRUPO DE TRABAJO AMBIENTAL[15]

Estas frutas y verduras son las menos contaminadas por pesticidas.

1. Cebolla
2. Maíz dulce
3. Piña
4. Aguacate
5. Repollo
6. Guisante dulce
7. Espárrago
8. Mango
9. Berenjena

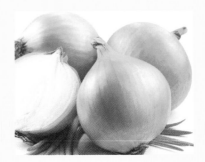

10. Kiwi
11. Melón (nacional)
12. Camote
13. Toronja
14. Sandía
15. Champiñones

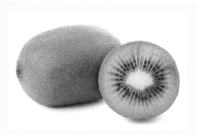

Manténgase alejado de los alimentos transgénicos

Siempre que sea posible, evite los alimentos transgénicos, también conocidos como OMG u OGM. Los OMG (organismos modificados genéticamente) son el resultado de técnicas de laboratorio a través de las cuales los investigadores cambian los genes de plantas y animales para crear productos con proteínas elaboradas científicamente u otras sustancias que el cuerpo humano no tiene ninguna experiencia previa en digerir. Las plantas transgénicas, por ejemplo, pueden contener material genético no vegetal que puede causar que la planta elabore sustancias químicas nunca-antes-encontradas, que el cuerpo es incapaz de procesar. La alteración de los genes de las plantas se ha hecho para hacer que las plantas sean más resistentes a las plagas, las enfermedades o los pesticidas; para tener un tiempo de caducidad más largo; o para modificar la maduración.

Un estudio reciente realizado por investigadores de Monsanto, líder en la producción de semillas transgénicas, revelaron que en experimentos con tres variedades de maíz transgénico, los animales de prueba que se comieron el maíz mostraron signos de daño en el hígado y el riñón. Dos de las tres variedades de maíz fueron modificados genéticamente para sintetizar toxinas utilizadas como insecticidas, mientras que la tercera fue modificada genéticamente para ser resistente al herbicida Roundup.[16] Las tres variedades de maíz modificadas genéticamente han sido aprobadas para consumo humano en los Estados Unidos y son cultivadas allí. Según diversos informes, Monsanto publicó los datos en bruto solamente después de un desafío legal por parte de Greenpeace y otras organizaciones y grupos gubernamentales que están en contra de los alimentos transgénicos.[17] El estudio encontró que hubo concentraciones inusuales de hormonas en la sangre y orina de las ratas alimentadas con cada cepa del maíz durante tres meses en comparación con las ratas que recibieron una dieta no transgénica. Se encontró que las ratas hembras tenían altos niveles de azúcar y triglicéridos en sangre. (Hago la siguiente pregunta: ¿Podría ser esta una de las razones por las que muchas personas hoy tienen altos niveles de triglicéridos y azúcar en la sangre?). Este hallazgo es particularmente significativo en relación con adelgazar porque es sabido que mayores niveles de azúcar y triglicéridos en la sangre contribuyen a la resistencia a la insulina y al síndrome metabólico. Los autores del estudio concluyeron: "Los efectos en su mayoría se asociaron con el riñón y el hígado, los órganos que desintoxican al organismo de lo que consume en su dieta, aunque fueron diferentes entre los tres transgénicos. También se observaron otros efectos en el corazón, las glándulas suprarrenales, [y] el bazo".[18]

Muchos alimentos transgénicos se encuentran en los estantes de los supermercados por todas partes sin etiquetado preventivo. Tal vez no sepamos que los estamos comprando y los consumidores desprevenidos que quizá tengan una sensibilidad alérgica a algo como el cacahuate o las nueces de Brasil pueden comprar un producto con un gen de estos alérgenos que podría causar una reacción que atente contra su vida. Podemos evitar los alimentos transgénicos a través de ser conscientes de qué alimentos son más sujetos a ingeniería genética y los productos que se hacen de ellos. Algunas estimaciones dicen que aproximadamente treinta mil productos diferentes de los estantes de la tienda de abarrotes son "transgénicos". Eso es en gran medida porque muchos alimentos procesados contienen algún tipo de soya. Alrededor de 90% del cultivo de soya de América del Norte es transgénico.[19] Según la FDA, más de cincuenta variedades de plantas han sido examinadas y aprobadas para consumo humano[20]; por ejemplo: el tomate y el melón tienen características de maduración modificadas; el frijol de soya y la remolacha azucarera están diseñados para ser resistentes a los herbicidas; y las plantas de maíz y algodón para tener mayor resistencia a las plagas de insectos.

Mientras que es probable que los cincuenta productos no estén disponibles en su supermercado local, la prevalencia de los alimentos transgénicos en los Estados Unidos está más extendida de lo que cree. Deborah Whitman, una editora sénior de *Cambridge Scientific Abstracts*, declara: "Los alimentos altamente procesados como los aceites vegetales o los cereales para el desayuno, es más probable que contengan un pequeño porcentaje de ingredientes transgénicos porque las materias primas han sido agrupadas en un solo flujo de procesamiento proveniente de muchas fuentes distintas".[21]

Mundialmente, la soya y el maíz son los dos productos agrícolas más cultivados, mientras que en los Estados Unidos, la soya y el algodón son los dos cultivos transgénicos más prevalentes. La mayoría de los cultivos transgénicos fueron modificados para tolerar los herbicidas, otros porcentajes menores fueron modificados para resistir las plagas de insectos o para ambos para tolerar los herbicidas y tolerar las plagas.

Según Whitman: "Globalmente, los acres totales de cultivos transgénicos han aumentado veinticinco veces en solo cinco años, de aproximadamente 4,3 millones de acres (1 740 000 hectáreas) en 1996 a 109 millones de acres (44 110 000 hectáreas) en 2000 [...] Aproximadamente 99 millones de acres (40 060 000 hectáreas) se dedicaron a cultivos transgénicos solamente en los Estados Unidos y Argentina".[22]

Hay otros alimentos que vigilar y comprarlos solamente orgánicos. El arroz ha sido modificado genéticamente para contener altas cantidades de vitamina A. La caña de azúcar ha sido modificada genéticamente para ser resistente a ciertos pesticidas. Un gran porcentaje de los edulcorantes utilizados en los alimentos procesados en realidad provienen del maíz, y no de la caña de azúcar o la remolacha. La papaya transgénica ahora constituye aproximadamente tres cuartas partes de la cosecha total de la papaya hawaiana. La carne y los productos lácteos a menudo provienen de animales que han comido alimentos transgénicos, por lo que es muy importante comprar solamente productos de animales alimentados con pastura, y criados orgánicamente. Los guisantes modificados genéticamente han generado respuestas inmunes en ratones, sugiriendo que también podrían generar reacciones alérgicas graves en las personas.[23] A los guisantes se les ha insertado un gen de frijoles de riñón, que crea una proteína que actúa como pesticida. Muchos aceites vegetales y margarinas utilizadas en restaurantes, alimentos procesados y aderezos para ensaladas están hechos de soya, maíz, canola o semilla de algodón. A menos que estos aceites digan específicamente "no transgénico" u "orgánico", probablemente hayan sido modificados genéticamente.

Incluso los suplementos vitamínicos podrían haber sido modificados genéticamente: la vitamina C es a menudo hecha de maíz, y la vitamina E se hace generalmente a base de soya. Las vitaminas A, B_2, B_6, B_{12}, D y K pueden tener excipientes derivados de fuentes de maíz modificado genéticamente, tales como almidón, glucosa y maltodextrina.[24] Esta es precisamente la razón por la que deberíamos comprar solamente vitaminas de alta calidad de fuentes confiables que utilizan materiales orgánicos.

El etiquetado de alimentos transgénicos actualmente no es requerido; por lo tanto, debemos ser consumidores informados y compradores cuidadosos. Podemos revisar las etiquetas de los productos empacados para ver si contienen harina de maíz, harina de soya, almidón de maíz, proteína vegetal texturizada, jarabe de maíz o almidón alimenticio modificado. Revise las etiquetas de la salsa de soya, el tofu, las bebidas de soya, la proteína de soya aislada, la leche de soya, el helado de soya, la margarina y la lecitina de soya, entre docenas de otros productos. Si las etiquetas de estos alimentos no dicen "orgánicos" o "no transgénicos", hay fuertes posibilidades de que sean alimentos transgénicos. Revise el código PLU (búsqueda de precio, por sus siglas en inglés) en los adhesivos de las frutas y verduras en su tienda de abarrotes. Los códigos de cinco dígitos de las etiquetas de los alimentos transgénicos inician con un 8. Por ejemplo, un tomate de bola madurado en la planta genéticamente modificado sería 84805.

Como usted puede ver, es importante elaborar mucho de su comida desde cero, y cuando se trata de hacer y tomar jugos, es muy importante adquirir frutas y verduras no transgénicas cultivadas orgánicamente que no sean conocidas por haber sido modificadas genéticamente.

¿EL MAÍZ TRANSGÉNICO PUEDE CAUSAR TUMORES?

Un estudio francés de dos años descubrió que las ratas alimentadas con maíz modificado de Monsanto desarrollaron grandes tumores de mama, daños en los riñones y el hígado, así como otros problemas de salud graves. El mayor desarrollo de enfermedades ocurrió durante el decimotercero mes del estudio. Las ratas hembras que comieron maíz transgénico murieron dos o tres veces más a menudo y con mayor rapidez que las ratas de los grupos de control. Mientras tanto, los machos desarrollaron tumores que aparecieron hasta un año y medio antes que en las ratas alimentadas con maíz no transgénico.[25]

Además, los resultados de un estudio de diez años de duración en ratas, ratones, cerdos y salmón demostró que los alimentos transgénicos causaron obesidad junto con cambios significativos en el sistema digestivo y los órganos principales de los animales, incluyendo el hígado, los riñones, el páncreas y los genitales.[26]

Como el gobierno se niega a exigir el etiquetado de los alimentos transgénicos, nuestra única defensa es evitar todos los productos de maíz y soya (dos de los mayores cultivos transgénicos en EE. UU.) a menos que el maíz o el producto de maíz sea orgánico. Es mejor evitar toda la soya pase lo que pase. Aunque sea orgánica, la soya produce muchos efectos nocivos en su salud.

Capítulo 2

RECETAS DE JUGOS SIMPLES

S I USTED ES nuevo en hacer y tomar jugos y quiere recetas simples y sabrosas para empezar, este capítulo es para usted. Las mezclas simples como zanahoria con manzana constituyen una buena base a la cual usted le puede agregar otros ingredientes. Este también es un capítulo excelente para las personas en su vida para quienes hacer y tomar jugos es nuevo y que no están del todo listas para muchas combinaciones diferentes.

¿Tiene comensales melindrosos en su familia? Comience aquí o con el capítulo 5, "Batidos deliciosos de jugo de fruta". Para los niños, las recetas sencillas que incorporan algunas frutas son probablemente el mejor lugar para empezar. Puede iniciar a los bebés con un solo elemento como la zanahoria o la pera como a los seis meses. Aunque no recomiendo beber mucho jugo de frutas, también soy realista. Los paladares jóvenes y aquellos que han estado acostumbrados a muchas bebidas dulces probablemente no puedan beber jugo a menos que le dé muy buen sabor. Es en esos momentos que tiene sentido añadirle fruta a los jugos. Sigue siendo lo más sano que usted o sus seres queridos podrían beber. Pero recuerde que siempre puede meter algunas hojas verdes o un par de ramitas de perejil en un jugo, y nadie se va a dar cuenta de que están allí.

Bebida fría de manzana y pepino

½ pepino
1 manzana verde
½ limón (amarillo), pelado si no es orgánico

Corte la fruta y la verdura para que quepa en el tubo de alimentación de su extractor de jugos. Procese los ingredientes en su extractor y revuelva. Vierta sobre hielo y beba tan pronto como sea posible. Rinde 1 porción.

Limonada de espárrago

2 manzanas verdes
6 tallos de espárrago
½ limón (amarillo), pelado si no es orgánico

Corte la fruta y la verdura para que quepa en el tubo de alimentación de su extractor de jugos. Procese los ingredientes en su extractor y revuelva. Vierta sobre hielo y beba tan pronto como sea posible. Rinde 1 porción.

Refresco de remolacha y naranja

2 naranjas peladas
1 remolacha pequeña con hojas

Corte la fruta y la verdura para que quepa en el tubo de alimentación de su extractor de jugos. Procese los ingredientes en su extractor y revuelva. Vierta en un vaso y beba tan pronto como sea posible. Rinde 1 porción.

Jugo de arándano azul y manzana

Los estudios muestran que los arándanos azules le pueden ayudar a deshacerse de la grasa abdominal. Se cree que el efecto se debe a los altos niveles de fitoquímicos —antioxidantes naturales— que contienen los arándanos azules. El estudio también mostró que los arándanos azules son útiles en la prevención de la diabetes tipo 2. Los arándanos azules también pueden ayudar a luchar contra el endurecimiento de las arterias y mejorar la memoria.[1]

1 taza de arándanos azules, frescos o descongelados si están congelados
2 manzanas

Corte la fruta para que quepa en el tubo de alimentación de su extractor de jugos. Con la máquina apagada, vierta las moras en el tubo de alimentación y tápelo con el émbolo para impedir que las moras salgan volando. Luego encienda la máquina y procese las moras seguidas por las manzanas. Mezcle el jugo y vierta en un vaso; beba tan pronto como sea posible. Rinde 1 porción.

Limonada de zanahoria y pepino

4 a 5 zanahorias medianas, bien fregadas, sin hojas o tallos y con ambos
  extremos recortados
1 manzana
1 pepino pequeño, pelado si no orgánico
1 trozo de una pulgada (2,54 cm) de jengibre, pelado
½ limón (amarillo) mediano, pelado si no orgánico

Corte la fruta y la verdura para que quepa en el tubo de alimentación de su
extractor de jugos. Procese los ingredientes en su extractor y revuelva. Vierta
en un vaso y beba tan pronto como sea posible. Rinde 2 porciones.

Néctar de zanahoria y manzana

4 a 5 zanahorias medianas, bien fregadas, sin hojas o tallos y con ambos
  extremos recortados
1 manzana

Corte la fruta y la verdura para que quepa en el tubo de alimentación de su
extractor de jugos. Procese los ingredientes en su extractor y revuelva. Vierta
en un vaso y beba tan pronto como sea posible. Rinde 1 porción.

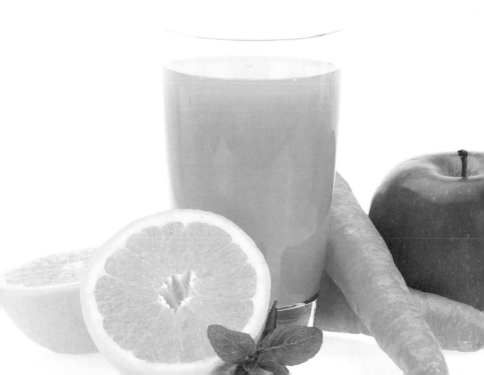

Cóctel de zanahoria, naranja y jengibre

3 a 4 zanahorias medianas, bien fregadas, sin hojas o tallos y con ambos
   extremos recortados
1 naranja, pelada
1 trozo de una pulgada (2,54 cm) de raíz de jengibre

Corte la fruta y la verdura para que quepa en el tubo de alimentación de su
extractor de jugos. Procese los ingredientes en su extractor y revuelva. Vierta
en un vaso y beba tan pronto como sea posible. Rinde 1 porción.

Jugo de arándano rojo y manzana

Los estudios muestran que los arándanos están cargados de ácidos que
los investigadores creen que son útiles para disolver los depósitos de grasa.
Cuando los depósitos de grasa se establecen en el cuerpo es difícil deshacerse
de ellos, así que es mejor removerlos antes de que se queden "adheridos" a
usted. Algunos estudios sugieren que las enzimas de los arándanos pueden
ayudar al metabolismo, lo cual también puede impulsar la pérdida de peso.[2]

1 taza de arándanos rojos, frescos o descongelados si están congelados
2 manzanas

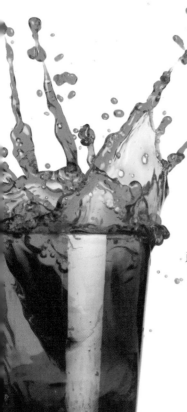

Corte la fruta y la verdura para que quepa
en el tubo de alimentación de su extractor
de jugos. Con la máquina apagada, vierta
las moras en el tubo de alimentación y
tape con el émbolo para impedir que las
moras salgan volando. Luego encienda la
máquina y procese las moras seguidas por
las manzanas. Revuelva y sirva en un vaso.
Beba tan pronto como sea posible. Rinde
1 porción.

Bebida fría de pepino y lima

1 pepino
1 lima (limón verde), pelada si no es orgánica

Corte la fruta y la verdura para que quepa en
el tubo de alimentación de su extractor de
jugos. Procese los ingredientes en su extractor y
revuelva. Viértalo sobre hielo en un vaso y beba
tan pronto como sea posible. Rinde 1 porción.

CÓMO EVITAR EL ARSÉNICO EN EL JUGO DE MANZANA

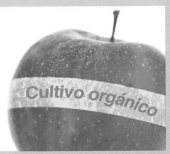

¿Podría su hijo consumir niveles peligrosos de arsénico en su taza antiderrames o en el jugo de manzana del almuerzo escolar?

Usted puede evitar el dañino arsénico al hacer su propio jugo de manzana fresco. Cuando usted compra manzanas orgánicas, evita los pesticidas que contienen arsénico, y al extraer jugo de sus propias manzanas orgánicas, también estará obteniendo vitaminas, enzimas y biofotones que mueren en el proceso de pasteurización requerido para todos los jugos embotellados y envasados. Usted también puede hacer una deliciosa limonada con dos o tres manzanas y un limón (amarillo). Agregue un poco de espinaca u otras verduras de hoja verde oscuro y haga una hermosa limonada verde.

En 2010 el periódico St. Petersburg Times solicitó la prueba independiente de varias marcas conocidas de jugo de manzana, incluyendo Motts, Apple & Eve Organics y la marca Great Value de Walmart y descubrieron niveles de arsénico que han preocupado tanto a padres como a científicos.[3] Más de un cuarto de las dieciocho muestras analizadas contenían veinticinco a treinta y cinco partes por mil millones (ppb) de arsénico. Estas cantidades superan el nivel de preocupación de la FDA para metales pesados en el jugo.

En 2009 un estudio de la Universidad de Arizona encontró resultados similares, con nueve de cada diez muestras de jugo de manzana y uva que contenían entre diez y cuarenta y siete ppb de arsénico.[4] Solamente un jugo—M&B Products of Tampa que se utiliza para los programas de almuerzo escolar de la región—no contuvo niveles detectables de arsénico en dos muestras. El Dr. Mehmet Oz recientemente llevó a cabo un estudio independiente y también encontró niveles peligrosos de arsénico en el jugo de manzana comprado en la tienda.[5]

Algunas personas han pensado que hay arsénico en las semillas de la manzana, pero eso no es cierto. Hay una pequeña cantidad de cianuro, que se encuentra de modo natural en la naturaleza. El arsénico también se encuentra en pequeñas cantidades en la naturaleza y en el agua; en la naturaleza es una versión orgánica que no es dañina. Pero la versión inorgánica, tóxica encontrada en el jugo de manzana que se compra en la tienda es perjudicial y, por lo tanto, motivo de preocupación. Se cree que estos altos niveles de arsénico provienen de los pesticidas que contienen arsénico.

Una gran cantidad de concentrado de jugo de manzana que los fabricantes están adquiriendo para hacer jugo de manzana proviene de China, así como de Chile, Argentina y Turquía.[6]

¿Cuánto arsénico es demasiado? Richard Wiles, vicepresidente sénior de política del Grupo de Trabajo Ambiental, dijo: "No hay ningún nivel seguro de exposición al arsénico para un niño, y ciertamente no debería estar presente en estos jugos".[7] Las investigaciones han demostrado un vínculo entre niveles bajos de arsénico inorgánico y diabetes, cáncer, daños en los órganos y perturbaciones del sistema endocrino.

Para protegerse usted mismo y a su familia, saque el extractor y haga su propio jugo de manzana, y usted puede elegir manzanas verdes como la Newton Pippin o la Granny Smith, que tienen menos azúcar que otras variedades. Esto también le da la oportunidad de agregar algunas verduras de hoja que nadie en casa suele comer, como el perejil, la col rizada o la espinaca. Entonces puede servir un vaso o taza antiderrames de verdadera nutrición segura que toda la familia pueda disfrutar.

Jugo de hinojo y manzana

¼ de bulbo de hinojo con sus frondas
1 a 2 manzanas verdes [se refiere al tipo de manzana y no al grado de maduración]

Corte la fruta y la verdura para que quepa en el tubo de alimentación de su extractor de jugos. Procese los ingredientes en su extractor y revuelva. Vierta en un vaso y beba tan pronto como sea posible. Rinde 1 porción.

Cóctel de higo y zanahoria

Los investigadores han descubierto que una dieta rica en frutas y verduras crudas reduce el riesgo de cáncer. Incluir vegetales frescos como parte de su dieta diaria también ha sido asociado con menos muertes por ataques cardíacos y otros problemas conexos en tanto como 24%, según un estudio publicado en la revista médica *British Medical Journal.*[8]

3 a 4 zanahorias, bien fregadas, sin hojas o tallos y con ambos extremos recortados
3 a 4 higos frescos
½ manzana

Corte la fruta para que quepa en el tubo de alimentación de su extractor de jugos. Procese los ingredientes en su extractor y revuelva. Vierta en un vaso y beba tan pronto como sea posible. Rinde 1 porción.

Cóctel de verduras con un toque de ajo

4 zanahorias, bien fregadas, sin hojas o tallos y con ambos extremos recortados
1 pedazo de jícama de dos pulgadas (5,08 cm), fregada o pelada si no es orgánica
1 limón (amarillo), pelado si no es orgánico.
1 puñado de berros
1 diente de ajo (no hay necesidad de pelarlo)

Corte la fruta y la verdura para que quepa en el tubo de alimentación de su extractor de jugos. Procese los ingredientes en su extractor y revuelva. Vierta en un vaso y beba tan pronto como sea posible. Rinde de 1 a 2 porciones.

Combinación de manzana verde y apio

2 manzanas verdes
4 pencas de apio con hojas

Corte la fruta y la verdura para que quepa en el tubo de alimentación de su extractor de jugos. Procese los ingredientes en su extractor y revuelva. Vierta en un vaso y beba tan pronto como sea posible. Rinde 1 porción.

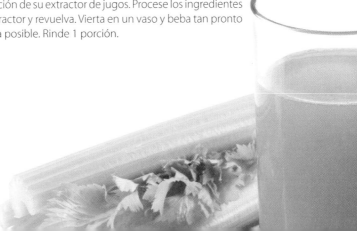

Néctar de guayaba

2 tazas de guayaba fresca, cortada en trozos
2 kiwis
½ lima (limón verde), pelada si no es orgánica.

Corte la fruta para que quepa en el tubo de alimentación de su extractor de jugos. Procese los ingredientes en su extractor y revuelva. Vierta en un vaso y beba tan pronto como sea posible. Rinde 1 porción.

Remolacha feliz

2 a 3 zanahorias, bien fregadas, sin hojas o tallos y con ambos extremos recortados
1 pepino, pelado si no orgánico
1 manzana
½ remolacha con hojas

Corte la fruta y la verdura para que quepa en el tubo de alimentación de su extractor de jugos. Procese los ingredientes en su extractor y revuelva. Vierta en un vaso y beba tan pronto como sea posible. Rinde 1 porción.

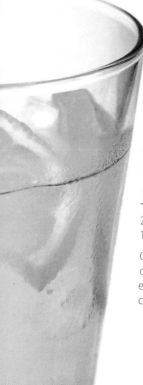

Néctar de jícama y zanahoria

2 a 3 zanahorias, bien fregadas, sin hojas o tallos y con ambos extremos recortados
1 trozo de jícama de aproximadamente 2 pulgadas (5,08 cm) por 4 a 5 pulgadas (10,16 a 12,7 cm) de largo con cáscara, fregado

Corte la fruta y la verdura para que quepa en el tubo de alimentación de su extractor de jugos. Procese los ingredientes en su extractor y revuelva. Vierta en un vaso y beba tan pronto como sea posible. Rinde 1 porción.

Limonada

2 a 3 manzanas
1 limón (amarillo), pelado si no es orgánico

Corte la fruta para que quepa en el tubo de alimentación de su extractor de jugos. Procese los ingredientes en su extractor y revuelva. Vierta en un vaso y beba tan pronto como sea posible. Rinde 1 porción.

Bebida fría de lima y albaricoque

1 manzana
2 albaricoques, deshuesados
½ lima (limón verde), pelada si no es orgánica

Corte la fruta para que quepa en el tubo de alimentación de su extractor de jugos. Procese los ingredientes en su extractor y revuelva. Viértalo sobre hielo en un vaso y beba tan pronto como sea posible. Rinde 1 porción.

Refresco de naranja y pepino

1 pepino orgánico mediano a grande, pelado si no es orgánico
1 naranja, pelada

Corte la fruta y la verdura para que quepa en el tubo de alimentación de su extractor de jugos. Procese los ingredientes en su extractor y revuelva. Vierta en un vaso y beba tan pronto como sea posible. Rinde 1 porción.

Refresco de naranja y rábano

2 naranjas peladas
4 rábanos con tallos y hojas

Corte la fruta y la verdura para que quepa en el tubo de alimentación de su extractor de jugos. Procese los ingredientes en su extractor y revuelva. Vierta en un vaso y beba tan pronto como sea posible. Rinde 1 porción.

Limonada de perejil y zanahoria

3 a 4 zanahorias, bien fregadas, sin hojas o tallos y con ambos extremos recortados
2 manzanas
1 puñado de perejil
1 limón (amarillo), pelado si no es orgánica

Corte la fruta y la verdura para que quepa en el tubo de alimentación de su extractor de jugos. Procese los ingredientes en su extractor y revuelva. Vierta en un vaso y beba tan pronto como sea posible. Rinde 1 porción.

Reanimante de pimiento morrón

3 a 4 zanahorias, bien fregadas, sin hojas o tallos y con ambos extremos recortados
½ pepino, pelado si no es orgánico
¼ de pimiento morrón (verde, rojo o amarillo)

Corte la verdura para que quepa en el tubo de alimentación de su extractor de jugos. Procese los ingredientes en su extractor y revuelva. Vierta en un vaso y beba tan pronto como sea posible. Rinde 1 porción.

Cóctel de piña y espárrago

6 tallos de espárrago
1 lima (limón verde), pelada si no es orgánica
¼ de piña, pelada si no es orgánica

Corte la fruta y la verdura para que quepa en el tubo de alimentación de su extractor de jugos. Procese los ingredientes en su extractor y revuelva. Vierta en un vaso y beba tan pronto como sea posible. Rinde 1 porción.

Rojo amanecer

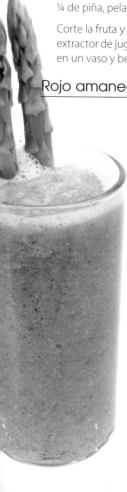

1 manzana verde
½ remolacha pequeña con hojas
1 pepino, pelado si no es orgánico

Corte la fruta y la verdura para que quepa en el tubo de alimentación de su extractor de jugos. Procese los ingredientes en su extractor y revuelva. Vierta en un vaso y beba tan pronto como sea posible. Rinde 1 porción.

Simplemente tomate

2 tomates medianos madurados en la planta
4 rábanos con tallos y hojas, lavados
1 lima (limón verde) o un limón (amarillo), pelado si no es orgánico

Corte la fruta y la verdura para que quepa en el tubo de alimentación de su extractor de jugos. Procese los ingredientes en su extractor y revuelva. Vierta en un vaso y beba tan pronto como sea posible. Rinde 1 porción.

Naranja picante

1 naranja, pelada
1 pepino, pelado si no es orgánico
1 trozo de una pulgada (2,54 cm) de raíz de jengibre

Corte la fruta y la verdura para que quepa en el tubo de alimentación de su extractor de jugos. Procese los ingredientes en su extractor y revuelva. Vierta en un vaso y beba tan pronto como sea posible. Rinde 1 porción.

Tomate dulce

3 a 4 zanahorias, bien fregadas, sin hojas o tallos y con ambos extremos recortados
1 manzana verde
1 tomate

Corte la fruta y la verdura para que quepa en el tubo de alimentación de su extractor de jugos. Procese los ingredientes en su extractor y revuelva. Vierta en un vaso y beba tan pronto como sea posible. Rinde 1 porción.

Mezcla de tomate y apio

2 tomates
2 pencas de apio con hojas

Corte la fruta y la verdura para que quepa en el tubo de alimentación de su extractor de jugos. Procese los ingredientes en su extractor y revuelva. Vierta en un vaso y beba tan pronto como sea posible. Rinde 1 porción.

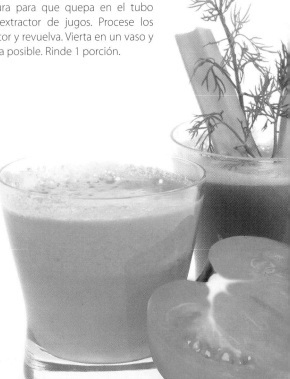

Mañana Waldorf

1 manzana verde
3 pencas de apio con hojas
1 limón (amarillo), pelado si no es orgánico
½ pepino, pelado si no es orgánico

Corte la fruta y la verdura para que quepa en el tubo de alimentación de su extractor de jugos. Procese los ingredientes en su extractor y revuelva. Vierta en un vaso y beba tan pronto como sea posible. Rinde 1 porción.

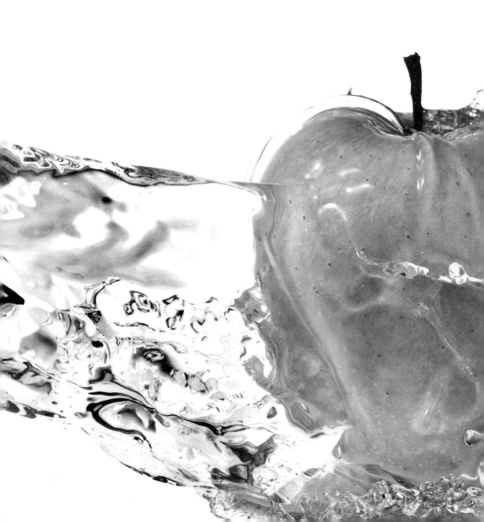

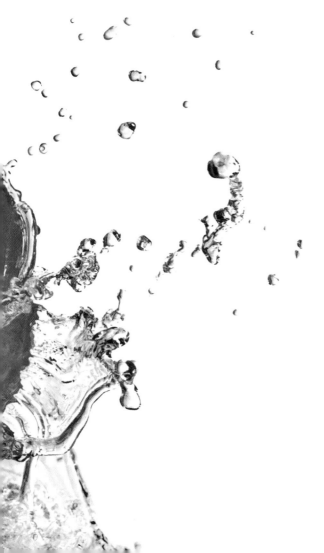

Capítulo 3

LICUADOS DE JUGO
GOURMET Y EXÓTICOS

C UANDO ESTÉ LISTO para aventurarse a hacer batidos de jugo más interesantes o quiera probar más sabores y combinaciones de jugo únicas, este es el capítulo para usted. Siempre es una buena idea elegir una amplia variedad de alimentos integrales en su dieta para que obtenga un amplio complemento de nutrientes. Me divertí mucho desarrollando estas recetas y poniéndoles nombres divertidos. Son diferentes de la norma y realmente deliciosos. Espero que usted también los disfrute. También espero que la variedad de estas recetas de jugo lo inspiren a seguir adelante con el programa de hacer y tomar jugos como un estilo de vida. Entonces usted quizá también experimente cambios maravillosos en su cuerpo al igual que Lisa.

Toda mi vida he tratado de encontrar formas de comer mejor y mejorar mi salud. Seguí la determinación de mi madre para no creerle a los médicos que le dijeron que sus problemas de salud estaban en su cabeza. Le dijeron que la fatiga que sentía no existía, y que necesitaba ver a un psiquiatra.

Mi viaje de salud comenzó a los trece años cuando dejé de tomar leche pasterizada. Alrededor de los dieciocho años eliminé la carne roja y a los veintidós los refrescos azucarados. En lugar de ir al médico cuando me enfermaba, probaba tomar vitaminas, hierbas y otros suplementos. Obtuve resultados y fui capaz de mantenerme bastante saludable a lo largo de los años. Pero sabía que los alimentos de mi dieta no eran todo lo que necesitaba mi cuerpo. Siempre tenía unos pequeños síntomas que me molestaban. Comencé a tener arañas vasculares en mis piernas y estriaciones en las uñas, de vez en cuando se me caía el cabello durante un par de meses. Simplemente no podía deshacerme de cierto peso extra. Era difícil para mí despertarme en la mañana, y los profesionales de la salud alternativa me decían que mi digestión no era buena y que mi hígado estaba congestionado. Me dieron a tomar suplementos. Pero no me parecía bien seguir tomando suplementos para arreglar estas cosas, especialmente cuando no estaban mejorando.

Yo creía que las verduras eran por lo menos parte de la solución, así que pasé muchos años tratando de prepararlas de una manera en que pudiera soportarlas. Lo mejor que podía hacer era ponerlas en una licuadora y usar mi voluntad para beberlas. Eso solamente funcionaba algunas veces. El resto del tiempo se desperdiciaban.

En julio de 2011, vi un video de Cherie en YouTube en el que hablaba con el Dr. Mercola acerca de hacer y tomar jugos. Compré su libro y leí sobre los problemas de salud que había tenido en su vida. Había oído de hacer y tomar jugos antes, pero no lo había intentado porque había oído que el extractor era caro y difícil de limpiar. Además de que no me parecía correcto desechar tanta pulpa vegetal. Pero después de escuchar la historia de Cherie, estaba decidida a intentarlo.

Decidí comprar un extractor y llenar la nevera de verduras. Comencé un ayuno de ocho días con jugo el mismo día que alguien cercano a mí iba a someterse a una cirugía para extirparle un tumor canceroso. Únicamente tomé jugo durante los primeros ocho días. ¡Adelgacé ocho libras (3,63 kg)! Eso es una libra (454 g) al día. La pérdida de peso era alentadora, pero realmente no me sentía mejor ni desaparecieron los síntomas durante este tiempo.

Este cambio de dieta fue difícil para mí al principio. Durante la primera semana estuve luchando con qué verduras comprar, el tiempo de preparación y de limpieza, y con que no me estaba sintiendo mejor. Me seguí guiando por el libro de Cherie para seguir las recetas y eventualmente llegue a sentirme más cómoda con qué verduras utilizar. Encontré consejos útiles en su libro para reducir el tiempo de preparación.

Pasaron unos dos meses antes de que empezara a ver mejoras en otras áreas. Pero entonces mi digestión mejoró. Mi circulación también mejoró, y sigo viendo otros signos de mejora todo el tiempo. Incluso mis uñas están creciendo más derechas y más fuertes. Ahora estoy feliz de consumir verduras a través de los jugos como parte de mi vida y no mediante forzarme a comerlas o resistiendo las arcadas al beberlas como lo había estado haciendo cuando las licuaba.

La pasión de Cherie para hacer y tomar jugos captó mi atención. Gracias a ella, descubrí que hacer y tomar jugos es más fácil de lo que pensé que sería, y estoy más satisfecha de lo que pensé que estaría. El programa de Cherie provoca que sea fácil continuar haciendo y tomando jugos

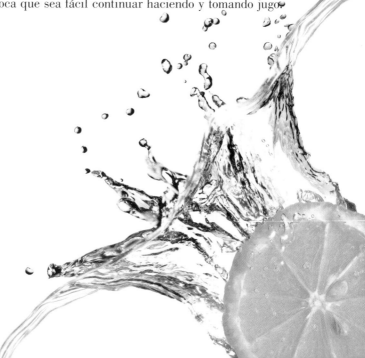

Delicia asiática

1 trozo de jícama de 2 pulgadas (5,08 cm) por 4 a 5 pulgadas (10,16 a 12,7 cm),
     bien fregado o pelado
2 a 3 zanahorias, bien fregadas, sin hojas o tallos y con ambos extremos recortados
1 rábano blanco, sin tallos ni hojas y fregado
1 trozo de una pulgada (2,54 cm) de raíz de jengibre

Corte la fruta y la verdura para que quepa en el tubo de alimentación de su extractor de jugos. Procese los ingredientes en su extractor y revuelva. Vierta en un vaso y beba tan pronto como sea posible. Rinde 1 porción.

Jugo de pera asiática con remolacha y verduras de hoja tiernas

1 pera asiática
1 puñado de verduras de hoja tiernas
1 remolacha pequeña con hojas y tallos

Corte la fruta y la verdura para que quepa en el tubo de alimentación de su extractor de jugos. Procese los ingredientes en su extractor y revuelva. Vierta en un vaso y beba tan pronto como sea posible. Rinde 1 porción.

Limonada de albahaca y nectarina

2 nectarinas, con las semillas removidas
1 manzana verde
1 puñado pequeño de albahaca fresca
1 limón (amarillo), pelado si no es orgánico

Corte la fruta y la verdura para que quepa en el tubo de alimentación de su extractor de jugos. Procese los ingredientes en su extractor y revuelva. Vierta en un vaso y beba tan pronto como sea posible. Rinde 1 porción.

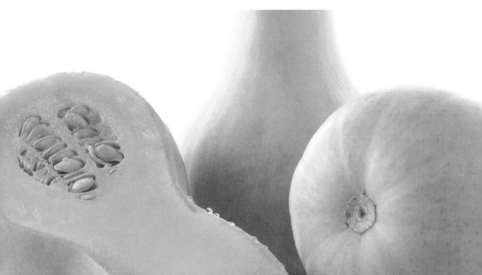

Zanahoria ruborizada

6 zanahorias, bien fregadas, sin hojas o tallos y con ambos extremos
    recortados
8 fresas, con las hojas que las coronan
1 trozo de una pulgada (2,54 cm) de raíz de jengibre

Corte la fruta y la verdura para que quepa en el tubo de alimentación de su
extractor de jugos. Procese los ingredientes en su extractor y revuelva. Vierta
en un vaso y beba tan pronto como sea posible. Rinde 1 porción.

Delicia de bruselas

1 tomate grande madurado en la planta
2 hojas de lechuga romana
8 habichuelas orgánicas
3 repollos de Bruselas
1 limón (amarillo), pelado si no es orgánico

Corte la fruta y la verdura para que quepa en el tubo de alimentación de su
extractor de jugos. Procese los ingredientes en su extractor y revuelva. Vierta
en un vaso y beba tan pronto como sea posible. Rinde 1 porción.

Jugo de calabaza moscada y manzana

4 a 5 tiras de calabaza moscada, corte en tiras de ½ pulgada (1,27 cm) por 4
    pulgadas (10,16 cm)
1 manzana
1 a 2 hojas de col rizada
2 pencas de apio con hojas
1 trozo de una pulgada (2,54 cm) de raíz de jengibre

Corte la fruta y la verdura para que quepa en el tubo de alimentación de su
extractor de jugos. Procese los ingredientes en su extractor y revuelva. Vierta
en un vaso y beba tan pronto como sea posible. Rinde 1 porción.

Huerto de repollo

4 zanahorias, bien fregadas, sin hojas o tallos y con ambos extremos
    recortados
1 limón (amarillo) pequeño, pelado si no es orgánico
1 manzana verde
1 pequeño gajo de repollo rojo o verde
1 trozo de una pulgada (2,54 cm) de raíz de jengibre

Corte la fruta y la verdura para que quepa en el tubo de alimentación de su
extractor de jugos. Procese los ingredientes en su extractor y revuelva. Vierta
en un vaso y beba tan pronto como sea posible. Rinde de 1 a 2 porciones.

Fiesta caliente

1 pepino, pelado si no es orgánico
1 trozo de jícama de 2 pulgadas (5,08 cm) por 4 a 5 pulgadas (10,16 a 12,7 cm), bien fregado o pelado
¼ de chile jalapeño pequeño, con las semillas removidas a menos que le gusten los alimentos realmente picantes

Corte la fruta y la verdura para que quepa en el tubo de alimentación de su extractor de jugos. Procese los ingredientes en su extractor y revuelva. Vierta en un vaso y beba tan pronto como sea posible. Rinde 1 porción.

Lima con chile

1 trozo de jícama de cuatro a cinco pulgadas (10,16 a 12,7 cm) por 2 a 3 pulgadas (5,08 a 7,62 cm), fregada o pelada si no es orgánica
1 lima (limón verde), pelada si no es orgánica
¼ de chile jalapeño pequeño, con las semillas removidas a menos que le gusten los alimentos realmente picantes

Corte la fruta y la verdura para que quepa en el tubo de alimentación de su extractor de jugos. Procese los ingredientes en su extractor y revuelva. Vierta en un vaso y beba tan pronto como sea posible. Rinde 1 porción.

Pepino con eneldo

1 pepino, pelado si no es orgánico
1 lima (limón verde), pelada si no es orgánica
2 ramitas de eneldo fresco

Corte la fruta y la verdura para que quepa en el tubo de alimentación de su extractor de jugos. Procese los ingredientes en su extractor y revuelva. Vierta en un vaso y beba tan pronto como sea posible. Rinde 1 porción.

Cóctel de hinojo, zanahoria y naranja

3 a 4 zanahorias, bien fregadas, sin hojas o tallos y con ambos extremos recortados
1 bulbo de hinojo con sus frondas
1 naranja, pelada

Corte la fruta y la verdura para que quepa en el tubo de alimentación de su extractor de jugos. Procese los ingredientes en su extractor. Vierta en un vaso y beba tan pronto como sea posible. Rinde 2 porciones.

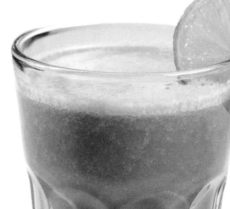

LOS ALIMENTOS TERMOGÉNICOS ACELERAN SU METABOLISMO

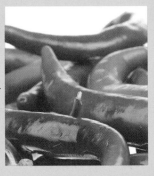

Termogénesis significa producción de calor, lo cual eleva el metabolismo y quema calorías. Los alimentos termogénicos son esencialmente alimentos y especias que queman grasa que ayudan a incrementar su metabolismo. Esto significa que con algunos de los alimentos básicos de su cocina, usted puede quemar grasa durante la comida o bien justo después de comer y aumentar su potencial de quema de grasa al comerlos. Así que incluya a menudo estos superalimentos en sus jugos.

Chiles y pimientos picantes. Un estudio encontró que los animales estudiados desarrollaron obesidad principalmente porque no producían suficiente calor después de comer, no porque los animales comieran más o fueran menos activos.[1] Un estudio reciente descubrió que los chiles y los pimientos picantes encienden la calefacción interna que ayuda en la quema de calorías.[2] Usted puede añadir chile, pimientos picantes o un poco de salsa picante a muchas recetas de jugo, y tendrán un sabor delicioso.

Ajo. Cuando se trata de adelgazar, el ajo parece ser una comida milagrosa. Un equipo de médicos del hospital Tel Hashomer de Israel realizó una prueba en ratas para encontrar de qué manera el ajo puede prevenir la diabetes y los ataques del corazón, y encontraron un efecto secundario interesante: ninguna de las ratas a las que se les dio alicina (un compuesto que contiene el ajo) engordó.[3] El ajo es un conocido supresor del apetito. El fuerte olor del ajo estimula el centro de la saciedad en el cerebro, lo cual reduce la sensación de hambre. También aumenta la sensibilidad del cerebro a la leptina, una hormona producida por las células grasas que regula el apetito. Además, el ajo estimula el sistema nervioso para liberar hormonas como la adrenalina, que acelera el ritmo metabólico. Esto significa una mayor capacidad para quemar calorías. Más calorías quemadas significa menos peso ganado: una correlación fenomenal.

Jengibre. El jengibre contiene una sustancia que estimula las enzimas gástricas, que pueden impulsar el metabolismo. Entre mejor sea su metabolismo, más calorías quemará. El jengibre ha demostrado ser antiinflamatorio: la inflamación está relacionada con la obesidad y las enfermedades del corazón. Ayuda a mejorar la motilidad gástrica: los movimientos peristálticos espontáneos del estómago que ayudan a mover los alimentos a través del sistema digestivo. Cuando el sistema digestivo está funcionando de manera óptima, usted experimenta menos distensión abdominal y estreñimiento.

También se ha encontrado que reduce el colesterol, y el jengibre es la mayor fuente vegetal de zinc, que le da un gran impulso a su sistema inmunológico. Añádale el hecho de que sabe delicioso en las recetas de jugos, y tiene una superespecia. Yo se la agrego a casi todas las recetas de jugo que hago.

Cóctel de hinojo, berro y pepino

1 puñado de berros
1 hoja de lechuga verde oscuro
1 pepino, pelado si no es orgánico
½ bulbo de hinojo y sus frondas
1 limón (amarillo), pelado si no es orgánico

Corte la fruta y la verdura para que quepa en el tubo de alimentación de su extractor de jugos. Envuelva el berro con la hoja de lechuga y páselo lentamente por el extractor. Procese en su extractor los ingredientes restantes. Vierta en un vaso y beba tan pronto como sea posible. Rinde 1 porción.

Suprema de cuatro verduras

2 tomates
½ bulbo de hinojo con sus frondas
2 pencas de apio con hojas
1 puñado de perejil de hoja plana
½ cucharadita de sal marina celta

Corte la fruta y la verdura para que quepa en el tubo de alimentación de su extractor de jugos. Procese las frutas y las verduras en su extractor y revuelva. Vierta en un vaso, añada la sal marina, revuélvalo y beba tan pronto como sea posible. Rinde 2 porciones.

Hinojo y pera fresca

2 bulbos de hinojo con sus frondas
2 pencas de apio con hojas
1 pera

Corte la fruta y la verdura para que quepa en el tubo de alimentación de su extractor de jugos. Procese los ingredientes en su extractor. Vierta en un vaso y beba tan pronto como sea posible. Rinde 1 porción.

Combinación fresca del huerto

¼ de cabeza pequeña de repollo rojo
4 pencas de apio orgánico con hojas
4 zanahorias, bien fregadas, sin hojas o tallos y con ambos extremos recortados
1 hoja de lechuga verde oscuro
1 trozo de media pulgada (1,27 cm) de raíz de jengibre

Corte la fruta y la verdura para que quepa en el tubo de alimentación de su extractor de jugos. Procese los ingredientes en su extractor y revuelva. Vierta en un vaso y beba tan pronto como sea posible. Rinde de 1 a 2 porciones.

Tornado de jengibre

1 puñado de perejil
1 hoja de col rizada
1 manzana
½ limón (amarillo), pelado si no es orgánico
3 zanahorias, bien fregadas, sin hojas o tallos y con ambos extremos recortados
1 trozo de dos pulgadas (5,08 cm) de raíz de jengibre

Corte la fruta y la verdura para que quepa en el tubo de alimentación de su extractor de jugos. Envuelva el perejil con la hoja de col rizada y páselo lentamente por el extractor. Siga con los ingredientes restantes y revuelva. Vierta en un vaso y beba tan pronto como sea posible. Rinde 1 porción.

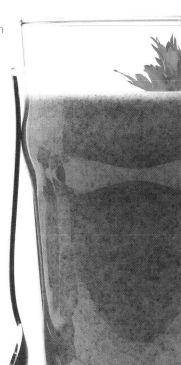

Delicia de ajo

1 puñado de perejil
1 hoja de lechuga verde oscuro
½ pepino mediano, pelado si no es orgánico
1 diente de ajo
3 zanahorias, bien fregadas, sin hojas o tallos y con ambos extremos recortados
2 pencas de apio con hojas

Envuelva el perejil con la hoja de lechuga. Procese el pepino y luego el envoltorio de perejil y lechuga en su extractor. Procese el ajo en el extractor con las zanahorias. Siga con el apio. Revuelva y sirva en un vaso. Bébalo tan pronto como sea posible. Rinde de 1 a 2 porciones.

Berro de oro

1 pequeño manojo de berros
1 hoja de lechuga verde oscuro
5 zanahorias, bien fregadas, sin hojas o tallos y con ambos extremos
    recortados
1 manzana

Corte la fruta y la verdura para que quepa en el tubo de alimentación de su extractor de jugos. Envuelva el berro con la hoja de lechuga y páselo lentamente por el extractor. Procese en su extractor los ingredientes restantes. Vierta en un vaso y beba tan pronto como sea posible. Rinde 2 porciones.

Jugo *gourmet* de verduras vivas

1 pequeño manojo de perejil
1 taza no muy apretada de hojas tiernas de espinaca
3 hojas de lechuga verde oscuro
4 zanahorias, bien fregadas, sin hojas o tallos y con ambos extremos
    recortados
½ pimiento morrón verde, incluyendo las semillas y el interior de la membrana
2 cebolletas
1 diente de ajo (no necesita pelarlo)
2 pencas de apio con hojas
½ remolacha pequeña con hojas

Corte la fruta y la verdura para que quepa en el tubo de alimentación de su extractor. Envuelva el perejil y la espinaca en las hojas de lechuga y páselos por el extractor. Siga con los ingredientes restantes. Vierta en dos vasos y beba tan pronto como sea posible. Rinde 2 porciones.

El especial de la abuela

3 a 4 zanahorias, bien fregadas, sin hojas o tallos y con ambos extremos
    recortados
2 manzanas Granny Smith
2 pencas de apio con hojas
1 pera
1 trozo de una pulgada (2,54 cm) de raíz de jengibre

Corte la fruta y la verdura para que quepa en el tubo de alimentación de
su extractor. Procese los ingredientes en su extractor. Vierta en dos vasos y
beba tan pronto como sea posible. Rinde 2 porciones.

Toronja, hinojo y hojas de primavera

½ bulbo de hinojo con sus frondas
1 puñado de hojas de primavera [sustituya con col rizada o berza si no hay en
    su área]
1 toronja roja, pelada

Corte la fruta y la verdura para que quepa en el tubo de alimentación de su
extractor. Procese los ingredientes en su extractor y revuelva. Vierta en un
vaso y beba tan pronto como sea posible. Rinde 1 porción.

El sombrero feliz

4 a 5 zanahorias, bien fregadas, sin hojas o tallos y con ambos extremos
    recortados
1 lima (limón verde), pelada si no es orgánica
1 trozo de una pulgada (2,54 cm) de raíz de jengibre fresca
1 pizca de pimienta de Cayena

Corte la fruta y la verdura para que quepa en el tubo de
alimentación de su extractor de jugos. Procese los ingredientes
en su extractor, agregue la pimienta de Cayena y revuelva.
Vierta en un vaso y beba tan pronto como sea posible.
Rinde 1 porción.

HACER Y TOMAR JUGOS AYUDA A MEJORAR LA SALUD CEREBRAL

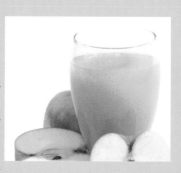

El cerebro es uno de los órganos que son particularmente sensibles al daño de radicales libres y estrés oxidativo. Es muy importante incluir muchos antioxidantes en su dieta para proteger su cerebro. Hacer y tomar jugos es una de las mejores maneras en que puede lograrlo. Hay varios estudios que muestran que el jugo ayuda a mejorar la función cerebral. Según un estudio publicado en la revista médica, Journal of Alzheimer's Disease, un creciente cuerpo de evidencia demuestra que podemos tomar medidas para retrasar el deterioro cognitivo relacionado con la edad, incluyendo la enfermedad de Alzheimer. Un equipo de investigadores de Investigación de Neurodegeneración de la Universidad de Massachussets descubrió que beber jugo de manzana ayudó a los ratones a que se desempeñaran mejor que lo normal en los laberintos de prueba y ayudó a prevenir la disminución en el rendimiento observado en ratones viejos. Los investigadores observaron que los ratones que bebieron el equivalente humano de dos vasos de jugo de manzana al día durante un mes produjeron menos de un pequeño fragmento de proteína llamada "beta-amiloide" que es responsable de la formación de placas seniles que comúnmente se encuentran en el cerebro de individuos que sufren de la enfermedad de Alzheimer. Los investigadores concluyeron que el consumo regular de jugo de manzana puede ayudar a mantener la mente en su mejor funcionamiento y puede retrasar la enfermedad de Alzheimer.[4]

Happy Mary

1 pepino grande, pelado si no es orgánico
1 tomate
3 pencas de apio con hojas
1 limón (amarillo), pelado si no es orgánico

⅛ de cucharadita de salsa picante
1 pizca de sal marina celta
1 pizca de pimienta negra

Corte la fruta y la verdura para que quepa en el tubo de alimentación de su extractor de jugos. Procese el pepino, el tomate, el apio y el limón (amarillo) en su extractor. Revuélvale la salsa picante, la sal marina y la pimienta. Sírvalo frío sobre hielo. Rinde 2 porciones.

Tomate caliente

2 tomates medianos
1 pequeño manojo de perejil
2 hojas de lechuga verde oscuro
2 rábanos con hojas
1 lima (limón verde) o un limón (amarillo), pelado si no es orgánico
Un poco de salsa picante

Corte la fruta y la verdura para que quepa en el tubo de alimentación de su extractor. Envuelva el perejil con las hojas de lechuga y páselo lentamente por el extractor. Procese en su extractor el resto de los ingredientes y revuélvalo con la salsa picante. Vierta en un vaso y beba tan pronto como sea posible. Rinde 1 porción.

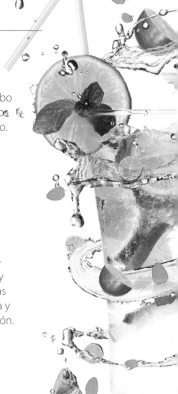

Limón e hinojo sobre hielo

1 bulbo de hinojo con sus frondas
1 pepino, pelado si no es orgánico
1 limón (amarillo), pelado si no es orgánico

Corte la fruta y la verdura para que quepa en el tubo de alimentación de su extractor. Procese todos los ingredientes en su extractor y vierta sobre hielo. Rinde 2 porciones.

Julepe de menta

2 racimos de menta fresca
1 hoja de lechuga verde oscuro
2 manzanas

Corte la fruta y la verdura para que quepa en el tubo de alimentación de su extractor de jugos. Envuelva la menta en la hoja de lechuga y páselo lentamente por el extractor, seguido de las manzanas. Vierta sobre hielo en un vaso, revuelva y beba tan pronto como sea posible. Rinde 1 porción.

Cordial de lima

2 manzanas verdes
1 lima (limón verde), pelada si no es orgánica
1 a 2 gotas de stevia
1 taza de agua gasificada

Procese la manzana y la lima en su extractor. Vierta en un vaso y agregue la stevia y el agua gasificada. Agregue hielo. Revuelva y beba tan pronto como sea posible. Rinde 1 porción.

Bebida fría de salsa de mango y pepino

1 mango maduro, firme, pelado y deshuesado
1 pepino, pelado si no es orgánico
1 puñado de cilantro
1 lima (limón verde), pelada si no es orgánica
½ naranja, pelada

Corte la fruta y la verdura para que quepa en el tubo de alimentación de su extractor de jugos. Procese los ingredientes en su extractor y revuelva. Vierta en un vaso y beba tan pronto como sea posible. Rinde 2 porciones.

Tomate marroquí

1 puñado de perejil
1 hoja de lechuga verde
2 tomates
1 pequeño manojo de cilantro
1 trozo de una pulgada (2,54 cm) de raíz de jengibre
½ pepino, pelado si no es orgánico
⅛ de cucharadita de comino
1 pizca de páprika
1 pizca de canela

Corte la fruta y la verdura para que quepa en el tubo de alimentación de su extractor de jugos. Envuelva el perejil con la hoja de lechuga y páselo lentamente por el extractor. Procese los tomates, el cilantro, la raíz de jengibre y el pepino en su extractor. Agregue las hierbas y las especias, y revuelva. Vierta en dos vasos y beba tan pronto como sea posible. Rinde 2 porciones.

Mi delicia del jardín

1 puñado de perejil
1 hoja de col rizada
3 zanahorias, bien fregadas, sin hojas o tallos y con ambos extremos
    recortados

2 pencas de apio con hojas
1 hoja de berza
1 tomate
1 tallo de brócoli

Corte la fruta y la verdura para que quepa en el tubo de alimentación de su extractor de jugos. Envuelva el perejil con la hoja de col rizada y páselo lentamente por el extractor. Procese el resto de los ingredientes en su extractor y revuelva. Vierta en dos vasos y beba tan pronto como sea posible. Rinde 2 porciones.

Cóctel de salsa de nectarina

3 nectarinas grandes maduras, con las semillas removidas
1 lima (limón verde), pelada si no es orgánica
1 puñado de cilantro
½ pepino, pelado si no es orgánico
¼ de chile jalapeño pequeño o serrano, con las semillas removidas a menos que le gusten los alimentos realmente picantes

Corte la fruta y la verdura para que quepa en el tubo de alimentación de su extractor. Procese los ingredientes en su extractor y revuelva. Vierta en un vaso y beba tan pronto como sea posible. Rinde 1 porción.

Julepe de naranja y menta

2 naranjas peladas
1 limón (amarillo), pelado si no es orgánico
1 manojo de menta

Corte la fruta y la verdura para que quepa en el tubo de alimentación de su extractor de jugos. Procese los ingredientes en su extractor y revuelva. Viértalo sobre hielo en un vaso y beba tan pronto como sea posible. Rinde 1 porción.

Chirivía, zanahoria y naranja

2 a 3 zanahorias, bien fregadas, sin hojas o tallos y con ambos extremos recortados
1 chirivía
1 naranja, pelada si no es orgánica

Corte la fruta y la verdura para que quepa en el tubo de alimentación de su extractor de jugos. Procese los ingredientes en su extractor y revuelva. Vierta en un vaso y beba tan pronto como sea posible. Rinde 1 porción.

Piña colada vivaz

1 lima (limón verde), pelada si no es orgánica
4 hojas de col rizada, acelga o berza
¼ de piña, pelada si no es orgánica
½ taza de agua de coco

Procese la lima, las hojas y la piña en su extractor. Vierta en un vaso; agregue el agua de coco y hielo. Revuelva y beba tan pronto como sea posible. Rinde 2 porciones.

Perejil alegre

1 manojo de perejil
2 hojas de lechuga verde oscuro
3 zanahorias, bien fregadas, sin hojas o tallos y con ambos extremos
   recortados
2 pencas de apio con hojas
1 pepino, pelado si no es orgánico
1 limón (amarillo), pelado si no es orgánico

Corte la fruta y la verdura para que quepa en el tubo de alimentación de su extractor de jugos. Envuelva el perejil con las hojas de lechuga y páselo lentamente por el extractor. Procese el resto de los ingredientes en su extractor y revuelva. Vierta en un vaso y beba tan pronto como sea posible. Rinde de 1 a 2 porciones.

Sorpresa de piña

¼ de piña, pelada si no es orgánica
6 hojas de col rizada
2 pencas de apio con hojas
1 trozo de una pulgada (2,54 cm) de raíz de jengibre

Corte la fruta y la verdura para que quepa en el tubo de alimentación de su extractor. Procese los ingredientes en su extractor y revuelva. Vierta en un vaso y beba tan pronto como sea posible. Rinde 1 porción.

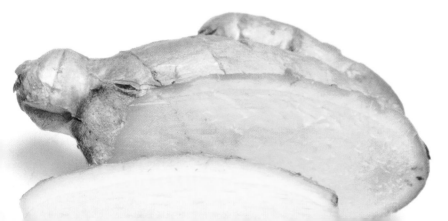

Fiesta de Newton Pippin

1 pequeño manojo de perejil
1 hoja de lechuga verde
3 a 4 zanahorias, bien fregadas, sin hojas o tallos y con ambos extremos
    recortados
2 pencas de apio con hojas
2 dientes de ajo
2 manzanas Newton Pippin

Corte la fruta y la verdura para que quepa en el tubo de alimentación de su extractor. Envuelva el perejil con la hoja de lechuga y páselo lentamente por el extractor. Procese el resto de los ingredientes en su extractor y revuelva. Vierta en un vaso y beba tan pronto como sea posible. Rinde 1 porción.

Calabazar

1 taza de calabaza cortada en cubos, sin cáscara (sí puede procesar las
    semillas)*
1 a 2 manzanas
½ pepino, pelado si no es orgánico
2 pencas de apio con hojas

Corte la fruta y la verdura para que quepa en el tubo de alimentación de su extractor de jugos. Procese los ingredientes en su extractor y revuelva. Vierta en un vaso y beba tan pronto como sea posible. Rinde 1 porción.

*Nota: La calabaza es muy dura y puede ser un desafío para los extractores más pequeños, pero no para las máquinas de uso rudo. Asegúrese de cortar la calabaza en trozos lo suficientemente pequeños para su extractor.

Membrillo y especias

1 membrillo grande
1 manzana
1 limón (amarillo), pelado si no es orgánico
1 pizca de canela
1 pizca de nuez moscada

Corte la fruta y la verdura para que quepa en el tubo de alimentación de su extractor de jugos. Procese los ingredientes en su extractor y agregue la canela y la nuez moscada. Vierta en un vaso y beba tan pronto como sea posible. Rinde 1 porción.

Delicia de rábano y colirrábano

5 zanahorias, bien fregadas, sin hojas o tallos y con ambos extremos recortados
5 a 6 rábanos con hojas
1 pepino, pelado si no es orgánico, o 1 trozo grande de jícama
1 limón (amarillo), pelado si no es orgánico
½ colirrábano* con hojas

Corte la fruta y la verdura para que quepa en el tubo de alimentación de su extractor de jugos. Procese los ingredientes en su extractor. Revuelva el jugo y vierta en un vaso. Sírvalo a temperatura ambiente o frío, según prefiera. Rinde 1 porción.

*Nota: Use la otra mitad del colirrábano, en rodajas finas, en una ensalada.

Verduras un poco crudas

1 taza de espinaca, empacada
2 hojas de col rizada
1 tomate
3 pencas de apio con hojas
4 zanahorias, bien fregadas, sin hojas o tallos y con ambos extremos recortados
½ remolacha pequeña con hojas
1 cebolla verde
1 lima (limón verde), pelada si no es orgánica

Corte la fruta y la verdura para que quepa en el tubo de alimentación de su extractor de jugos. Envuelva el perejil con las hojas de col rizada y páselo lentamente por el extractor. Procese el resto de los ingredientes en su extractor y revuelva. Vierta en dos vasos y beba tan pronto como sea posible. Rinde 2 porciones.

Jugo de repollo rojo, jícama, zanahoria y lima

1 puñado de perejil de hoja plana
1 hoja de lechuga verde
3 a 4 zanahorias, bien fregadas, sin hojas o tallos y con ambos extremos recortados
1 trozo de jícama de 2 pulgadas (5,08 cm) por 4 a 5 pulgadas (10,16 a 12,7 cm), bien fregado o pelado
¼ de repollo rojo pequeño
1 lima (limón verde), pelada si no es orgánica

Corte la fruta y la verdura para que quepa en el tubo de alimentación de su extractor de jugos. Envuelva el perejil con la hoja de lechuga y páselo lentamente por el extractor. Procese el resto de los ingredientes en su extractor y revuelva. Vierta en un vaso y beba tan pronto como sea posible. Rinde 1 porción.

Rojo atardecer

1 naranja sanguina, pelada
4 hojas de col rizada morada
¼ de repollo rojo
1 limón (amarillo), pelado si no es orgánico
½ remolacha pequeña con hojas
¼ de manojo de menta
1 trozo de una pulgada (2,54 cm) de raíz de jengibre

Corte la fruta y la verdura para que quepa en el tubo de alimentación de su extractor de jugos. Procese los ingredientes en su extractor y revuelva. Vierta en un vaso y beba tan pronto como sea posible. Rinde 2 porciones.

Bebida fría de menta refrescante

1 bulbo de hinojo y sus frondas
1 pepino, pelado si no es orgánico
1 manzana verde Granny Smith o Newton Pippin
1 puñado de menta

Corte la fruta y la verdura para que quepa en el tubo de alimentación de su extractor de jugos. Procese los ingredientes en su extractor y revuelva. Viértalo sobre hielo en un vaso y beba tan pronto como sea posible. Rinde de 1 a 2 porciones.

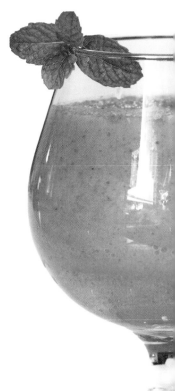

Jugo de tomate y coco revitalizante

El agua de coco es rica en electrolitos, que revitalizan el cuerpo.
1 taza de jugo de zanahoria (aproximadamente 6 zanahorias medianas)
El jugo de 1 limón (amarillo)
1 tomate, cortado en trozos y congelado
1 puñado grande de cilantro
½ taza de agua de coco

Vierta el jugo de zanahoria y el jugo de limón en la licuadora. Añada los trozos de tomate congelado y el cilantro. Licúe hasta que los trozos de tomate queden completamente procesados. Agregue el agua de coco y revuelva. Vierta en vasos y revitalícese. Rinde 2 porciones.

Tomate rockero

1 taza no muy apretada de perejil de hoja plana
1 hoja de lechuga verde oscuro
2 tomates
1 bulbo de hinojo y sus frondas
2 pencas de apio con hojas
1 cebolleta
1 pizca de sal marina celta

Corte la fruta y la verdura para que quepa en el tubo de alimentación de su extractor de jugos. Envuelva el perejil con la hoja de lechuga y páselo lentamente por el extractor. Procese los ingredientes restantes en su extractor, agregue la sal marina y revuelva. Vierta en un vaso y beba tan pronto como sea posible. Rinde 2 porciones.

Cóctel de salsa santa fe

1 tomate mediano
1 pepino, pelado si no es orgánico
1 pequeño manojo de cilantro
1 lima (limón verde), pelada si no es orgánica
Un poco de salsa picante (opcional) o ¼ de chile jalapeño pequeño, con las
    semillas removidas a menos que le gusten los alimentos realmente picantes

Corte la fruta y la verdura para que quepa en el tubo de alimentación de su extractor. Procese los ingredientes en su extractor, agregue la salsa picante y revuelva. Vierta en un vaso y beba tan pronto como sea posible. Rinde 1 porción.

Refresco de la siesta

4 ramitas de perejil
2 hojas de lechuga verde oscuro
2 tomates medianos madurados en la planta
2 rábanos con hojas
1 lima (limón verde), pelada si no es orgánica

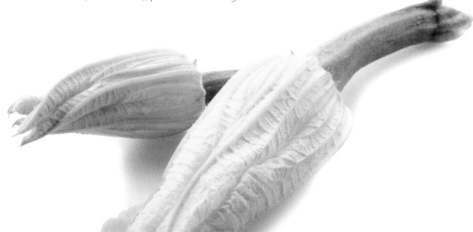

Corte la fruta y la verdura para que quepa en el tubo de alimentación de su extractor de jugos. Envuelva el perejil con la hoja de lechuga y páselo lentamente por el extractor. Procese el resto de los ingredientes en su extractor y revuelva. Vierta en un vaso y beba tan pronto como sea posible. Rinde 1 porción.

Tomate picante del sudoeste

1 pequeño manojo de cilantro
1 pequeño manojo de perejil
2 hojas de lechuga verde oscuro
2 tomates medianos
1 lima (limón verde), pelada si no es orgánica
½ chile jalapeño, con las semillas removidas a menos que le gusten los alimentos realmente picantes

Corte la fruta y la verdura para que quepa en el tubo de alimentación de su extractor. Envuelva el cilantro y el perejil con las hojas de lechuga y páselo lentamente por el extractor. Procese el resto de los ingredientes en su extractor y revuelva. Vierta en dos vasos y beba tan pronto como sea posible. Rinde 2 porciones.

Melón verde primavera

½ melón verde con semillas y cáscara si es orgánico
1 puñado pequeño de albahaca fresca
1 puñado pequeño de menta fresca
1 lima (limón verde), pelada si no es orgánica

Corte la fruta y la verdura para que quepa en el tubo de alimentación de su extractor de jugos. Procese los ingredientes en su extractor y revuelva. Vierta en un vaso y beba tan pronto como sea posible. Rinde 2 porciones.

Sorpresa de flor de calabaza

3 a 4 flores de calabaza
1 tomate grande no transgénico
4 ramitas de albahaca fresca
2 pencas de apio con hojas

Corte la fruta y la verdura para que quepa en el tubo de alimentación de su extractor. Procese los ingredientes en su extractor y revuelva. Vierta en un vaso y beba tan pronto como sea posible. Rinde 1 porción.

Lima enchilada dulce

2 naranjas peladas
1 lima (limón verde), pelada si no es orgánica
½ chile jalapeño pequeño, con las semillas removidas a menos que le gusten
los alimentos realmente picantes

Corte la fruta y la verdura para que quepa en el tubo de alimentación de su extractor de jugos. Procese todos los ingredientes en su extractor y beba tan pronto como sea posible. Rinde 1 porción.

Ruibarbo dulce

3 zanahorias, bien fregadas, sin hojas o tallos y con ambos extremos
recortados
2 tallos de ruibarbo (sin hojas; son tóxicas)
2 hojas de lechuga romana
1 manzana
1 limón (amarillo), pelado si no es orgánico
1 trozo de una pulgada (2,54 cm) de raíz de jengibre

Corte la fruta y la verdura para que quepa en el tubo de alimentación de su extractor de jugos. Procese los ingredientes en su extractor y revuelva. Vierta en un vaso y beba tan pronto como sea posible. Rinde de 1 a 2 porciones.

Agritomate

½ taza de perejil de hoja plana
1 hoja de lechuga verde
3 tomates medianos
1 a 2 tomatillos, con piel
4 zanahorias, bien fregadas, sin hojas o tallos y con ambos extremos
recortados
½ taza de perejil de hoja plana
1 diente de ajo
1 limón (amarillo), pelado si no es orgánico
½ cucharadita de salsa tamari o de soya baja en sodio

Corte la fruta y la verdura para que quepa en el tubo de alimentación de su extractor de jugos. Envuelva el perejil con la hoja de lechuga y páselo lentamente por el extractor. Procese en su extractor el resto de los ingredientes y revuélvalo con la salsa tamari o la salsa de soya. Vierta en un vaso y beba tan pronto como sea posible. Rinde 2 porciones.

Cóctel tailandés de repollo

4 zanahorias, bien fregadas, sin hojas o tallos y con ambos extremos
recortados
½ limón (amarillo), pelado si no es orgánico
¼ de cabeza pequeña de repollo verde
4 ramitas de menta fresca
1 a 2 gotas de stevia (opcional)
1 pizca de cilantro
1 pizca de sal marina celta

Corte la fruta y la verdura para que quepa en el tubo de alimentación de su extractor de jugos. Procese los ingredientes en su extractor, añada el cilantro y la sal marina, si lo desea añada las gotas de stevia y revuelva. Vierta en un vaso y beba tan pronto como sea posible. Rinde 1 porción.

La gran manzana

2 manzanas
1 puñado de espinacas
1 limón (amarillo), pelado si no es orgánico
1 trozo de una pulgada (2,54 cm) de raíz de jengibre

Corte la fruta y la verdura para que quepa en el tubo de alimentación de su extractor de jugos. Procese los ingredientes en su extractor y revuelva. Vierta en un vaso y beba tan pronto como sea posible. Rinde 1 porción.

Sorpresa de tomatillo

5 tomatillos frescos con envoltura
3 rábanos con hojas
1 pepino, pelado si no es orgánico
1 puñado de cilantro
1 limón (amarillo), pelado si no es orgánico

Corte la fruta y la verdura para que quepa en el tubo de alimentación de su extractor de jugos. Procese los ingredientes en su extractor y revuelva. Vierta en un vaso y beba tan pronto como sea posible. Rinde de 1 a 2 porciones.

Tomate florentino con un giro

2 tomates madurados en la planta
4 a 5 ramitas de albahaca
1 puñado grande de espinacas
1 lima (limón verde) o un limón (amarillo), pelado si no es orgánico

Procese un tomate en su extractor. Envuelva la albahaca con varias hojas de espinaca. Apague la máquina y añada los envoltorios de espinaca y albahaca. Vuelva a encender la máquina y empújelos suavemente con el émbolo para procesarlos. Procese el resto del tomate y el limón en su extractor. Revuelva el jugo, vierta en un vaso y beba tan pronto como sea posible. Rinde 1 porción.

Nabo e hinojo

½ nabo con hojas
4 zanahorias, bien fregadas, sin hojas o tallos y con ambos extremos recortados
1 manzana
¼ de bulbo de hinojo y sus frondas
2 pencas de apio con hojas

Corte la fruta y la verdura para que quepa en el tubo de alimentación de su extractor. Procese los ingredientes en su extractor y revuelva. Vierta en un vaso y beba tan pronto como sea posible. Rinde 1 porción.

Delicia de vegetales

1 pepino, pelado si no es orgánico
2 a 3 pencas de apio con hojas
½ limón orgánico con cáscara
1 trozo de una pulgada de raíz de jengibre

Corte la fruta y la verdura para que quepa en el tubo de alimentación de su extractor. Procese los ingredientes en su extractor y revuelva. Vierta en un vaso y beba tan pronto como sea posible. Rinde de 1 a 2 porciones.

Virgen María

2 tomates
2 pencas de apio con hojas
1 limón (amarillo), pelado si no es orgánico
Un poco de salsa picante
1 pizca de pimienta negra
1 pizca de sal marina celta

Corte la fruta y la verdura para que quepa en el tubo de alimentación de su extractor. Procese los tomates, el apio y el limón; añada la sal, la pimienta y la salsa picante y revuelva. Viértalo sobre hielo en un vaso y beba tan pronto como sea posible. Rinde 1 porción.

Cóctel de sandía, pepino y jícama

1 trozo grande de sandía, alrededor de ⅛ de un melón pequeño, con corteza si es orgánico
1 pepino, pelado si no es orgánico
¼ de jícama, fregada o pelada si no es orgánica

Corte la fruta y la verdura para que quepa en el tubo de alimentación de su extractor. Procese los ingredientes en su extractor y revuelva. Vierta en un vaso y beba tan pronto como sea posible. Rinde 2 porciones.

Sandía, jengibre y tomate amarillo

1 trozo grande de sandía, alrededor de ⅛ de un melón pequeño, con corteza si es orgánico
1 tomate amarillo
1 trozo de una pulgada de raíz de jengibre

Corte la fruta y la verdura para que quepa en el tubo de alimentación de su extractor. Procese los ingredientes en su extractor y revuelva. Vierta en un vaso y beba tan pronto como sea posible. Rinde 2 porciones.

Cóctel de salsa de sandía y chile rojo

1 trozo grande de sandía, alrededor de ⅛ de un melón pequeño, con corteza si es orgánico
¼ de melón con semillas, con corteza si es orgánico
½ pimiento morrón rojo con las semillas y las membranas
1 lima (limón verde), pelada si no es orgánica
1 pequeño manojo de cilantro
¼ de chile jalapeño pequeño, con las semillas removidas a menos que le gusten los alimentos realmente picantes
4 ramitas de menta fresca

Corte la fruta y la verdura para que quepa en el tubo de alimentación de su extractor. Procese los ingredientes en su extractor y revuelva. Vierta en un vaso y beba tan pronto como sea posible. Rinde 2 porciones.

Calabaza, naranja y apio

¼ de calabaza, cortada en tiras finas (de lo contrario es muy difícil de extraerle el jugo)
1 naranja, pelada
2 pencas de apio con hojas
½ pepino, pelado si no es orgánico

Corte la fruta y la verdura para que quepa en el tubo de alimentación de su extractor. Procese los ingredientes en su extractor y revuelva. Vierta en un vaso y beba tan pronto como sea posible. Rinde 1 porción.

Naranja yucateca

2 naranjas peladas
3 hojas de col rizada
1 diente de ajo (no hay necesidad de pelarlo)
1 pizca de sal marina celta
1 pizca de pimienta negra
1 pizca de pimienta gorda

Corte la fruta y la verdura para que quepa en el tubo de alimentación de su extractor. Procese las naranjas, la col rizada y el ajo; agregue las especias y revuelva. Vierta en un vaso y beba tan pronto como sea posible. Rinde 1 porción.

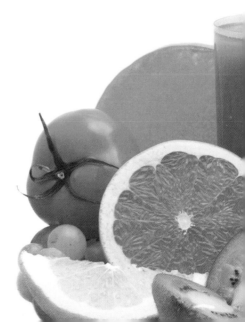

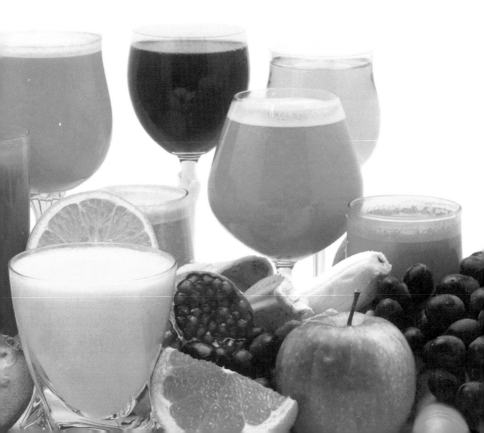

Capítulo 4

RECETAS DE JUGO VERDE

S E CREE QUE nuestros antepasados comían hasta seis libras (2,72 kg) de hojas verdes al día cuando las plantas estaban en temporada. Nos los podemos imaginar caminando de un lugar a otro, cortando hojas mientras caminaban. ¿Se imagina comer una bolsa de supermercado llena de verduras de hoja todos los días durante las temporadas adecuadas? Pocos de nosotros comemos incluso la recomendación mínima del USDA de cinco porciones de verduras y frutas al día o tres tazas de vegetales verdes oscuros a la semana, y sin embargo, estos vegetales brindan una bonanza de vitaminas, minerales, enzimas, biofotones y fitonutrientes. La buena noticia es que puede hacerlas jugo y consumir fácilmente entre una y tres tazas de verduras de hoja al día.

Caloría por caloría, las verduras de hoja verde oscuro están entre las fuentes más concentradas de nutrición. Son una rica fuente de minerales, incluyendo hierro, calcio, potasio y magnesio, además de vitaminas K, C, E y muchas de las vitaminas B. También ofrecen una variedad de fitonutrientes, incluyendo alfa y betacaroteno, luteína y zeaxantina que protegen las células de ser dañadas y los ojos de enfermedades relacionadas con la edad. Las hojas verde oscuro incluso contienen pequeñas cantidades de grasas omega-3.

Hacer y tomar jugos es una manera en que usted puede obtener estos embellecedores llenos de poder en su dieta cada día. Hay muchas verduras de hoja de las que se puede extraer jugo, como las hojas de berza, acelga, remolacha, col rizada, colinabo, mostaza, perejil, espinaca, lechuga, cilantro, berro, rúcula y diente de león. Todo lo que necesita es un extractor de jugos y algunas sabrosas recetas para hacer un cambio significativo en su salud. Estoy emocionada de compartir la historia de Brenda con usted. Hacer y tomar jugos cambió su vida y su salud.

¡Eres una gran inspiración y un recurso invaluable, Cherie, y te lo agradezco! Encontré tu trabajo después de un difícil segundo embarazo y de una recuperación aún peor. Después de tratar con la ITP (púrpura trombicitopénica idiopática), desarrollé hipertiroidismo o bien tiroiditis posparto, que terminó convirtiéndose en hipotiroidismo. También me removieron la vesícula biliar con complicaciones. Han pasado ya siete semanas desde que tuve mi segundo bebé mediante cesárea. Hacer y tomar jugos ha cambiado mi vida inmensamente en el camino hacia la recuperación. Incluso me ayudó con adelgazar después del embarazo. Así que nuevamente, gracias por poner todo esto a nuestra disposición.

Leí que la col rizada y la remolacha eran buenas para elevar las plaquetas. Algunas personas con las plaquetas bajas pueden aumentar el hierro de su dieta con estos alimentos, y eso eleva la cuenta de plaquetas. He notado que dejé de tener antojos de chocolate y refrescos azucarados desde que comencé con los jugos. Finalmente me siento satisfecha. Ahora, y si no estoy siendo diligente para hacer y tomar jugos y tengo un antojo, busco en su libro por qué tengo ganas de eso y como lo que necesito. ¡Es muy interesante! Mis doctores han quedado complacidos con mis resultados, y todos ellos me han animado fuertemente a continuar haciendo y tomando jugos. Espero con expectación su próxima obra. ¡Está marcando una gran diferencia!

Poder alcalino

3 zanahorias, bien fregadas, sin hojas o tallos y con ambos extremos
    recortados
2 pencas de apio con hojas
1 puñado de espinacas
1 pepino, pelado si no es orgánico
½ manzana verde [se refiere al tipo de manzana y no al grado de maduración]

Corte la fruta y la verdura para que quepa en el tubo de alimentación de su
extractor. Procese los ingredientes en su extractor y revuelva. Vierta en un
vaso y beba tan pronto como sea posible. Rinde 1 porción.

Increíble bebida verde

1 colinabo pequeño con hojas
1 hoja de col rizada
1 kiwi
2 pencas de apio con hojas
1 manzana (las variedades verdes tienen menos azúcar)
½ limón (amarillo), pelado si no es orgánico

Corte la fruta y la verdura para que quepa en el tubo de alimentación de su
extractor. Enrolle las hojas y métalas en el extractor con la penca de apio y el
kiwi. Siga con la manzana y el limón. Revuelva y beba tan pronto como sea
posible. Rinde 1 porción.

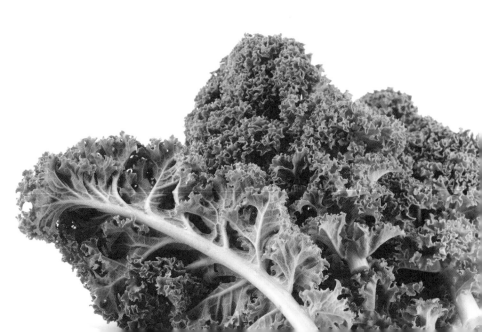

Manzana y pepino light

2 manzanas
2 pencas de apio con hojas
1 pepino, pelado si no es orgánico
1 trozo de una pulgada de raíz de jengibre

Corte la fruta y la verdura para que quepa en el tubo de alimentación de su extractor. Procese los ingredientes en su extractor y revuelva. Vierta en un vaso y beba tan pronto como sea posible. Rinde 1 porción.

Rúcula, manzana y limón

1 pepino, pelado si no es orgánico
1 limón (amarillo), pelado si no es orgánico
1 manzana verde
1 puñado pequeño de rúcula

Corte la fruta y la verdura para que quepa en el tubo de alimentación de su extractor y procéselos. Revuelva y sirva tan pronto como sea posible. Rinde 1 porción.

Remolacha express

3 zanahorias, bien fregadas, sin hojas o tallos y con ambos extremos recortados
2 hojas de col rizada
1 remolacha pequeña con hojas
1 trozo de una pulgada de raíz de jengibre
1 limón (amarillo), pelado si no es orgánico
1 diente de ajo

Corte la fruta y la verdura para que quepa en el tubo de alimentación de su extractor. Procese todos los ingredientes en su extractor, revuelva y beba tan pronto como sea posible. Rinde 1 porción.

Sorpresa de brócoli

El brócoli puede ayudar a revertir el daño que inflige la diabetes en los vasos sanguíneos. La clave es probablemente un compuesto en el vegetal llamado sulforafano, que fomenta la producción de enzimas que protegen los vasos sanguíneos y reduce el número de moléculas que causan daño a las células, conocido como especies reactivas de oxígeno (ERO), hasta 73%.

1 a 2 zanahorias, bien fregadas, sin hojas o tallos y con ambos extremos recortados
2 a 3 grumos de brócoli o 1 tallo de brócoli*
2 pencas de apio con hojas
1 pepino, pelado si no es orgánico

1 limón (amarillo), pelado si no es orgánico

Corte la fruta y la verdura para que quepa en el tubo de alimentación de su extractor. Procese todos los ingredientes en su extractor, revuelva y beba tan pronto como sea posible. Rinde 1 porción.

*Nota: Guarde todos los tallos de brócoli y hágalos jugo; puede añadirlos a la mayoría de las recetas y cosechar las recompensas. Esto es buena economía y añade gran nutrición.

RECETAS DE JUGOS PARA DIABÉTICOS Y PREDIABÉTICOS

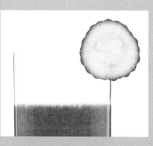

A menudo la gente me dice que no pueden tomar jugos porque tienen diabetes. Si tiene diabetes u otros problemas de metabolismo del azúcar, puede hacer y tomar jugos de verduras, pero usted debería seleccionar verduras bajas en azúcar y solamente frutas bajas en azúcar tales como el limón, la lima y los arándanos rojos. La zanahoria y la remolacha serían demasiado altas en azúcar por sí mismas, pero usted podría agregar una pequeña cantidad de cualquiera de ellos a una receta de jugo verde y diluirlas con pepino, que tiene abundante agua. La mayoría de las demás frutas son más altas en azúcar y debería evitarlas. Las moras son bajas en azúcar, especialmente los arándanos rojos, y se pueden añadir a las recetas de jugo. Las manzanas verdes son inferiores en azúcar a las amarillas o rojas, pero todavía deben usarse muy escasamente.

Si usted tiene diabetes, este, de todos los capítulos del libro, es su capítulo para hacer y tomar jugos. Pero incluso aquí, no todas las recetas son recomendables para usted. Así que elija las recetas que solo utilizan frutas como el limón, la lima, los arándanos rojos o el ruibarbo y muchas verduras de hoja. Las verduras de hoja verde oscuro frondosas son una excelente fuente de magnesio, y hay una conexión entre la ingesta de magnesio baja y la diabetes. He trabajado con personas que han revertido la diabetes por hacer y tomar jugos de verduras bajas en azúcar y por comer muchos más alimentos vivos junto con una dieta de bajo índice glucémico.

La bebida verde del capitán Kidd

3 hojas verdes como la col rizada, la acelga, el brezo o la lechuga verde oscuro
2 naranjas peladas
1 taza de fresas con las hojas que las coronan

Corte la fruta y la verdura para que quepa en el tubo de alimentación de su extractor. Procese todos los ingredientes en su extractor, revuelva y sirva tan pronto como sea posible. Rinde 1 porción.

Limonada de acelga

2 manzanas verdes
1 limón (amarillo), pelado si no es orgánico
5 hojas de acelga

Corte la fruta y la verdura para que quepa en el tubo de alimentación de su extractor y procéselos. Revuelva y sirva tan pronto como sea posible. Rinde 1 porción.

El batido matutino de Cherie

En lugar de café, ¿por qué no despierta su cuerpo con un delicioso jugo energizante?

4 a 5 zanahorias, bien fregadas, sin hojas o tallos y con ambos extremos recortados
4 hojas verde oscuro como la acelga, la col rizada o el brezo
2 pencas de apio con hojas
1 pepino grande, pelado si no es orgánico
1 limón (amarillo), pelado si no es orgánico
1 trozo de una pulgada de raíz de jengibre

Corte la fruta y la verdura para que quepa en el tubo de alimentación de su extractor. Procese los ingredientes en su extractor y revuelva. Vierta en un vaso y beba tan pronto como sea posible. Rinde 2 porciones.

Cilantro, menta y jalapeño

- 1 pepino, pelado si no es orgánico
- 1 manojo de menta (spicata o viridis)
- 1 manojo de cilantro
- 1 lima (limón verde), pelada si no es orgánica
- ¼ de chile jalapeño, con las semillas removidas a menos que le gusten los alimentos realmente picantes

Corte la fruta y la verdura para que quepa en el tubo de alimentación de su extractor de jugos. Procese todos los ingredientes en su extractor, revuelva y beba tan pronto como sea posible. Rinde 1 porción.

Pepino fresco

- 1 pepino, pelado si no es orgánico
- 2 pencas de apio con hojas
- 2 hojas tiernas de bok choy
- 2 hojas de lechuga romana
- 2 a 3 zanahorias, bien fregadas, sin hojas o tallos y con ambos extremos recortados
- 3 a 4 ramitas de cilantro
- 3 a 4 ramitas de menta
- 1 lima (limón verde), pelada si no es orgánica

Corte la fruta y la verdura para que quepa en el tubo de alimentación de su extractor de jugos. Procese todos los ingredientes en su extractor, revuelva y beba tan pronto como sea posible. Rinde 2 porciones.

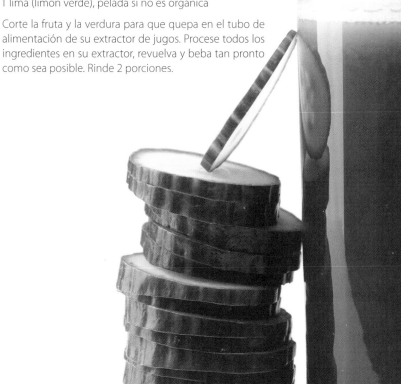

Bebida fría de pepino, tomate y cilantro

2 tomates
1 puñado de cilantro
1 pepino, pelado si no es orgánico
1 lima (limón verde), pelada si no es orgánica

Corte la fruta y la verdura para que quepa en el tubo de alimentación de su extractor. Procese los ingredientes en su extractor. Vierta sobre hielo, revuelva y sirva frío. Rinde 2 porciones.

Diente de león y agua de coco

Las hojas de diente de león son bastante amargas. Si lo desea puede agregar una fruta dulce como una manzana.

1 manojo de hojas de diente de león
1 lima (limón verde), pelada si no es orgánica
1 taza de agua de coco

Procese las hojas de diente de león y la lima; agregue el agua de coco, revuelva y sirva inmediatamente. Rinde 1 porción.

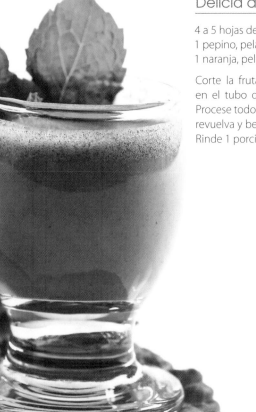

Delicia dinosaurio

4 a 5 hojas de berza dinosaurio
1 pepino, pelado si no es orgánico
1 naranja, pelada

Corte la fruta y la verdura para que quepa en el tubo de alimentación de su extractor. Procese todos los ingredientes en su extractor, revuelva y beba tan pronto como sea posible. Rinde 1 porción.

Campo de verduras de hoja

3 hojas de lechuga romana
2 pencas de apio con hojas
2 hojas de col rizada
1 manzana verde o 1 pera
1 limón (amarillo), pelado si no es orgánico

Corte la fruta y la verdura para que quepa en el tubo de alimentación de su extractor. Procese todos los ingredientes en su extractor, revuelva y beba tan pronto como sea posible. Rinde 1 porción.

Combo del gimnasio

1 puñado de perejil
1 puñado de espinacas
2 hojas de lechuga
3 a 4 zanahorias, bien fregadas, sin hojas o tallos y con ambos extremos recortados
1 remolacha pequeña con hojas
2 pencas de apio con hojas
¼ de pimiento verde
2 dientes de ajo (no necesita pelarlos)
1 trozo de una pulgada de raíz de jengibre

Envuelva el perejil y la espinaca en hojas de lechuga. Corte todos los ingredientes para quepan en el tubo de alimentación de su extractor. Pase los envoltorios de lechuga por del extractor, seguidos por el resto de los ingredientes. Revuelva y sirva tan pronto como sea posible. Rinde 2 porciones.

Del huerto

1 puñado de perejil de hoja plana
1 puñado de espinacas
3 hojas de lechuga romana
4 zanahorias, bien fregadas, sin hojas o tallos y con ambos extremos recortados
2 pencas de apio con hojas

Envuelva el perejil y la espinaca en las hojas de lechuga. Corte los ingredientes restantes para quepan en el tubo de alimentación de su extractor. Pase los envoltorios de lechuga por el extractor con las zanahorias y el apio. Revuelva y sirva tan pronto como sea posible. Rinde 2 porciones.

Enverdeciente

4 hojas de remolacha
4 hojas de colirrábano
2 pencas de apio con hojas
1 pepino, pelado si no es orgánico
2 a 3 zanahorias, bien fregadas, sin hojas o tallos y con ambos extremos
    recortados
1 pera
½ limón (amarillo), pelado si no es orgánico

Coloque algunas de las hojas verdes en el extractor; alterne las hojas restantes con el apio seguido del pepino, la zanahoria, la pera y el limón. Revuelva el jugo y beba tan pronto como sea posible. Rinde de 1 a 2 porciones.

Habichuela pro

Las habichuelas son buenas para el páncreas y ayudan a estabilizar los niveles de azúcar en la sangre.

2 a 3 zanahorias, bien fregadas, sin hojas o tallos y con ambos extremos
    recortados
1 puñado de habichuelas frescas
2 pencas de apio con hojas
1 pepino, pelado si no es orgánico
1 limón (amarillo), pelado si no es orgánico

Corte la fruta y la verdura para que quepa en el tubo de alimentación de su extractor. Procese todos los ingredientes en su extractor, revuelva y beba tan pronto como sea posible. Rinde 1 porción.

Cóctel verde

1 puñado de perejil
2 hojas de acelga
2 hojas de berza
1 pepino, pelado si no es orgánico
1 limón (amarillo), pelado si no es orgánico

Envuelva el perejil dentro de una hoja de acelga o berza, y luego pase todas las hojas por el extractor con el pepino. Siga con el limón. Revuelva el jugo y beba tan pronto como sea posible. Rinde 1 a 2 porciones.

ESPOLVOREE CANELA EN SU JUGO

Los investigadores han sugerido que las personas con diabetes o hipoglucemia pueden ver mejoras mediante añadir de ¼ a 1 cucharadita de canela a sus alimentos. Un estudio de doce semanas en Londres involucró a cincuenta

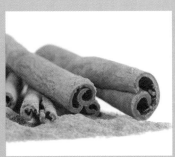

y ocho personas que padecían diabetes tipo 2. Después de doce semanas consumiendo aproximadamente ½ cucharadita de canela al día, los sujetos en el estudio presentaron niveles de azúcar en la sangre significativamente bajos y se redujo significativamente su presión sanguínea.[1]

Delicia verde

1 puñado de perejil
1 puñado de espinacas
2 hojas de acelga
1 penca de apio con hojas
1 manzana (las variedades verdes son más bajas en azúcar)
½ limón (amarillo), pelado si no es orgánico

Corte la fruta y la verdura para que quepa en el tubo de alimentación de su extractor. Envuelva el perejil y la espinaca en las hojas de acelga y páselos por el extractor con el apio. Procese la manzana y el limón. Revuelva el jugo y beba tan pronto como sea posible. Rinde 1 porción.

Bondad verde

6 ramitas de perejil
3 hojas de berza dinosaurio
2 pencas de apio con hojas
1 pepino, pelado si no es orgánico
1 tallo de hinojo y sus frondas

Corte la fruta y la verdura para que quepa en el tubo de alimentación de su extractor. Envuelva el perejil con las hojas de berza dinosaurio y páselos lentamente por el extractor. Procese el resto de los ingredientes en su extractor y revuelva. Vierta en un vaso y beba tan pronto como sea posible. Rinde 1 porción.

Suprema verde

1 puñado de perejil
1 pequeño manojo de cilantro
1 hoja de acelga
2 pencas de apio con hojas
1 pepino, pelado si no es orgánico
1 manzana verde
1 limón (amarillo), pelado si no es orgánico
1 trozo de una pulgada de raíz de jengibre

Corte la fruta y la verdura para que quepa en el tubo de alimentación de su extractor. Envuelva el perejil y el cilantro en la hoja de acelga. Empiece con el apio y el pepino y luego pase el envoltorio de acelga-perejil y cilantro lentamente por el extractor; siga con los ingredientes restantes. Vierta en un vaso y beba tan pronto como sea posible. Rinde 2 porciones.

EL JUGO VERDE TIENE UNA MISIÓN

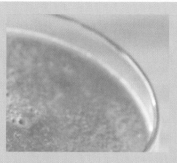

Incluso si usted se toma el tiempo de masticar un par de tazas de verduras cada día, no obtendrá tantos beneficios de ellos como lo hará si los hace jugo. El proceso de mecánico de extraer el jugo de las verduras marca la diferencia porque se rompe las paredes celulares de la planta y le permite a su cuerpo absorberlo mejor que incluso el alimento mejor masticado. Hacer y tomar jugos tiene un efecto como lanzar canicas en lugar de pelotas de tenis a una valla metálica: el contenido del jugo va a pasar a través de su tracto intestinal en una forma que no pueden los nutrientes del "tamaño de una pelota de tenis".

El jugo contiene micronutrientes de fácil absorción que optimizarán su salud y su bienestar general. Los jugos verdes energizan su cuerpo, encienden su metabolismo, aceleran la pérdida de peso y reinician su salud.

Verduras de hoja para la vida

4 pencas de apio con hojas
4 hojas de col rizada
1 manzana verde
1 pepino, pelado si no es orgánico
1 trozo de una pulgada de raíz de jengibre
1 limón (amarillo), pelado si no es orgánico

Corte la fruta y la verdura para que quepa en el tubo de alimentación de su extractor. Procese los ingredientes en su extractor y revuelva. Vierta en un vaso y beba tan pronto como sea posible. Rinde 1 porción.

La *bella* con verduras de hoja

En italiano, esto significa "una vida hermosa con verduras de hoja".

1 manzana (las variedades verdes son más bajas en azúcar)
1 limón (amarillo), pelado si no es orgánico
½ pimiento rojo con semillas
3 pencas de apio con hojas
1 pepino, pelado si no es orgánico
2 hojas de lechuga romana

Corte la fruta y la verdura para que quepa en el tubo de alimentación de su extractor. Comience con la manzana y el limón y procese todos los ingredientes y revuelva. Vierta en un vaso y beba tan pronto como sea posible. Rinde 2 porciones.

Jugo verde puro y duro

1 puñado de espinacas
1 puñado de perejil
2 hojas de col rizada
2 pencas de apio con hojas
1 pepino, pelado si no es orgánico
1 trozo de una pulgada de raíz de jengibre
½ pera
½ manzana verde [se refiere al tipo de manzana y no al grado de maduración]

Corte la fruta y la verdura para que quepa en el tubo de alimentación de su extractor. Envuelva la espinaca y el perejil en las hojas de col rizada. Comience con el apio y el pepino; luego pase los envoltorios de col rizada por el extractor lentamente. Siga con los ingredientes restantes. Vierta en un vaso y beba tan pronto como sea posible. Rinde 2 porciones.

Wrap de lechuga

1 puñado de espinacas
1 pequeño manojo de perejil
2 hojas de lechuga verdes
3 pencas de apio con hojas
2 tallos de espárrago
1 tomate grande

Corte la fruta y la verdura para que quepa en el tubo de alimentación de su extractor. Envuelva la espinaca y el perejil en las hojas de lechuga. Comience con el apio, luego procese los envoltorios de lechuga, seguidos por los espárragos y el tomate. Revuelva y vierta en un vaso; beba tan pronto como sea posible. Rinde 1 a 2 porciones.

LAS HOJAS VERDES, EL MAGNESIO, LA SALUD Y LA PÉRDIDA DE PESO

Extraiga el jugo de sus verduras de hoja; son ricas en magnesio, conocido como el Valium de la naturaleza. El magnesio es esencial para más de trescientas reacciones químicas en su cuerpo y desafortunadamente la mayoría de los estadounidenses tienen niveles deficientes de este mineral. De hecho, podría ser la deficiencia nutricional única más importante en los Estados Unidos.

Muchos estudios han demostrado que incluso una pequeña cantidad de magnesio tiene un efecto importante en la prevención de ataques cardíacos. El magnesio también ha sido llamado el "mineral antiestrés". Juega un papel vital para combatir el estrés, relaja los músculos, previene la osteoporosis, construye huesos sanos, le da soporte a un sueño reparador, previene el síndrome de las piernas inquietas, evita el estreñimiento, aumenta la energía, calma el cuerpo y alivia la tensión.

El magnesio también nos ayuda a adelgazar. La falta de magnesio definitivamente colabora con el sobrepeso y la obesidad. Cuando el magnesio está bajo, las células no reconocen la insulina y la glucosa se acumula en la sangre; y luego que es almacenada como grasa en vez de ser quemada como combustible. Además, el magnesio ayuda a prevenir el almacenamiento de grasa.

Cuando los niveles de magnesio bajan demasiado pueden desatar ataques de hiperventilación y pánico, incluso convulsiones, si es severa. Estos síntomas se pueden mitigar a través de aumentar el magnesio en la dieta. Además de los jugos de verduras de hoja, si toma suplementos de magnesio, solamente utilice formas que pueden ser absorbidas como el citrato o glicinato de magnesio.

Las verduras de hoja ricas en magnesio incluyen:

- Acelga
- Berza
- Hojas y tallos de remolacha
- Perejil
- Espinaca
- Hojas de colirrábano
- Col rizada
- Hojas de diente de león
- Lechuga (verde oscuro)
- Hojas de mostaza

Especial de magnesio

4 a 5 tallos de remolacha con sus hojas
2 hojas de acelga
2 hojas de berza
1 pepino, pelado si no es orgánico
½ manzana verde (omitir si diabético)
½ limón (amarillo), pelado si no es orgánico

Corte la fruta y la verdura para que quepa en el tubo de alimentación de su extractor. Procese los ingredientes en su extractor y revuelva. Vierta en un vaso y beba tan pronto como sea posible. Rinde 2 porciones.

Menta en el mercado

1 manojo de menta fresca
5 hojas de col rizada
2 peras maduras

Corte la fruta y la verdura para que quepa en el tubo de alimentación de su extractor. Envuelva la menta en una hoja de col rizada. Inicie con media pera, luego pase el envoltorio de berza por el extractor lentamente; siga con los ingredientes restantes. Vierta en un vaso y beba tan pronto como sea posible. Rinde 1 porción.

Limonada de menta y acelga

1 puñado pequeño de menta
3 hojas de acelga
2 manzanas
1 limón (amarillo), pelado si no es orgánico

Corte la fruta y la verdura para que quepa en el tubo de alimentación de su extractor. Envuelva la menta en una hoja de acelga y empújela a través de su extractor. Siga con los ingredientes restantes. Vierta en un vaso y beba tan pronto como sea posible. Rinde 1 a 2 porciones.

Huerto vaporoso

1 pequeño manojo de perejil
2 a 3 hojas de col rizada
3 zanahorias, bien fregadas, sin hojas o tallos y con ambos extremos recortados
1 manzana
1 trozo de una pulgada de raíz de jengibre

Corte la fruta y la verdura para que quepa en el tubo de alimentación de su extractor. Envuelva el perejil en una hoja de col rizada. Procese las zanahorias primero, luego empuje el envoltorio de col rizada a través del procesador lentamente; siga con los ingredientes restantes. Vierta en un vaso y beba tan pronto como sea posible. Rinde 1 porción.

Remolacha marroquí

1 manojo pequeño de menta
1 hoja de lechuga
1 remolacha con hojas
1 pepino, pelado si no es orgánico
1 limón (amarillo), pelado si no es orgánico

Corte la fruta y la verdura para que quepa en el tubo de alimentación de su extractor. Envuelva la menta en la hoja de lechuga. Comience procesando la remolacha y el pepino, luego pase el envoltorio de lechuga y menta lentamente por el extractor y siga con el limón. Vierta en un vaso y beba tan pronto como sea posible. Rinde 1 porción.

Bebida multibrotes

1 pepino, pelado si no es orgánico
2 pencas de apio con hojas
1 puñado pequeño de brotes como brócoli o rábano
1 gran puñado de brotes de girasol
1 pequeño puñado de brotes de trigo sarraceno
1 limón (amarillo), pelado si no es orgánico

Corte la fruta y la verdura para que quepa en el tubo de alimentación de su extractor. Procese los ingredientes en su extractor y revuelva. Vierta en un vaso y beba tan pronto como sea posible. Rinde 1 porción.

Bebida fría de papaya y espinaca

1 papaya, con semillas, peladas
1 taza no muy apretada de hojas tiernas de espinaca
1 lima (limón verde), pelada si no es orgánica
½ taza de agua de coco

Procese la papaya, las espinacas y la lima en su extractor. Vierta el jugo en un vaso con hielo y agregue el agua de coco. Revuelva y beba tan pronto como sea posible. Rinde 1 porción.

Delicia de perejil, hinojo y apio

1 puñado de perejil
1 hoja de lechuga verde
2 pencas de apio con hojas
1 pepino, pelado si no es orgánico
1 lima (limón verde), pelada si no es orgánica

Corte la fruta y la verdura para que quepa en el tubo de alimentación de su extractor. Envuelva el perejil con la hoja de lechuga. Comience procesando el apio y el pepino, luego pase el envoltorio de lechuga y perejil lentamente por el extractor y siga con la lima. Vierta en un vaso y beba tan pronto como sea posible. Rinde 2 porciones.

Piña, espinaca y menta

¼ de piña, pelada si no es orgánica
1 puñado de espinacas
4 ramitas de menta

Corte la fruta y la verdura para que quepa en el tubo de alimentación de su extractor. Empiece con la mitad de la piña seguida de la espinaca, la menta y luego la piña restante. Revuelva el jugo y vierta en un vaso. Bébalo tan pronto como sea posible. Rinde 1 porción.

¿SUPLEMENTOS DE MAGNESIO O JUGO VERDE?

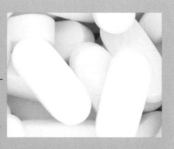

Las partículas de los suplementos de magnesio son demasiado grandes para que el cuerpo las absorba completamente, lo cual hace que el magnesio del jugo verde sea muy superior. Las plantas verdes toman los minerales inorgánicos del suelo a través de sus pequeñas raíces y los incorporan a sus células, convirtiéndolos en minerales orgánicos que se pueden absorber bastante bien. Estas partículas minerales son mucho más pequeñas y fáciles de que el cuerpo las absorba que las encontradas en los suplementos. Se estima que más de 90% de los minerales de una planta es transmitido a sus células cuando toma jugo de verduras de hoja. ¡Así que haga jugo de esas hermosas hojas! y aquí está la buena noticia: usted aumentará su energía exponencialmente. Eso significa que logrará más y se sentirá con más ganas de hacer ejercicio, por lo cual quemará más calorías y desarrollará más músculo.

Velas rojas al atardecer

3 zanahorias, bien fregadas, sin hojas o tallos y con ambos extremos
    recortados
½ pimiento morrón rojo con las semillas y las membranas
1 remolacha pequeña con hojas
1 hoja de acelga roja
1 limón (amarillo), pelado si no es orgánico

Corte la fruta y la verdura para que quepa en el tubo de alimentación de su extractor. Procese los ingredientes en su extractor y revuelva. Vierta en un vaso y beba tan pronto como sea posible. Rinde 1 porción.

Cóctel rojo y verde

3 zanahorias, bien fregadas, sin hojas o tallos y con ambos extremos
    recortados
3 hojas de acelga roja
1 manzana verde
1 gajo de repollo rojo
1 lima (limón verde), pelada si no es orgánica

Corte la fruta y la verdura para que quepa en el tubo de alimentación de su extractor. Procese los ingredientes en su extractor. Revuelva y sirva en un vaso. Bébalo tan pronto como sea posible. Rinde 1 porción.

Fiesta en río

1 naranja, pelada
4 hojas de lechuga romana
½ jícama pequeña, pelada si no es orgánica
4 rábanos rojos con hojas

Corte la fruta y la verdura para que quepa en el tubo de alimentación de su extractor. Comience con la naranja y luego procese todos los ingredientes y revuelva. Vierta en un vaso y beba tan pronto como sea posible. Rinde 1 porción.

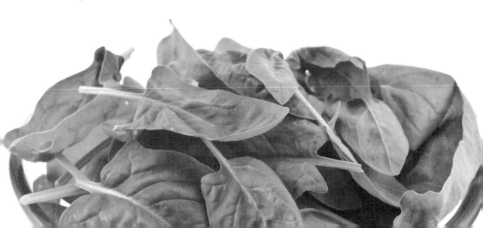

Simplemente verde

1 puñado de espinacas
1 puñado de perejil
4 hojas de col rizada
1 pepino, pelado si no es orgánico
3 pencas de apio con hojas
1 diente de ajo (no hay necesidad de pelarlo)

Corte la fruta y la verdura para que quepa en el tubo de alimentación de su extractor. Envuelva la espinaca y el perejil en las hojas de col rizada. Comience con medio pepino; luego pase los envoltorios de col rizada por el extractor lentamente. Siga con los ingredientes restantes y revuelva. Vierta en un vaso y beber tan pronto como sea posible. Rinde 1 porción.

Espinaca y toronja picante

1 taza no muy apretada de hojas tiernas de espinaca
1 hoja de lechuga
¼ de jícama mediana, pelada si no es orgánica
½ toronja roja, pelada
1 trozo de una pulgada de raíz de jengibre

Corte la fruta y la verdura para que quepa en el tubo de alimentación de su extractor. Envuelva la espinaca en la hoja de lechuga. Comience con la jícama; luego pase el envoltorio de lechuga por el extractor lentamente. Siga con los ingredientes restantes y revuelva. Vierta en un vaso y beba tan pronto como sea posible. Rinde 1 porción.

Energizante de espinaca

½ pepino, pelado si no es orgánico
1 pequeño manojo de perejil
1 hoja de lechuga verde
3 zanahorias, bien fregadas, sin hojas o tallos y con ambos extremos recortados
2 pencas de apio con hojas
½ remolacha, bien fregada, con tallo y hojas
½ limón (amarillo), pelado si no es orgánico

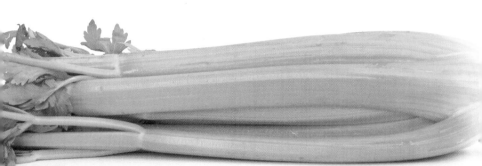

Corte la fruta y la verdura para que quepa en el tubo de alimentación de su extractor. Comience con el pepino; luego envuelva el perejil con una hoja de lechuga y empújelo lentamente a través de la máquina. Procese el resto de los ingredientes en su extractor y revuelva. Vierta en un vaso y beba tan pronto como sea posible. Rinde 1 a 2 porciones.

Delicia de espinaca y durazno

2 melocotones, con la semilla removida
2 puñados de espinacas

Corte la fruta y la verdura para que quepa en el tubo de alimentación de su extractor. Procese los ingredientes en su extractor y revuelva. Vierta en un vaso y beba tan pronto como sea posible. Rinde 1 porción.

Cóctel de hojas de primavera, hinojo y brotes

3 tallos de hinojo y sus frondas
1 puñado de hojas de achicoria silvestre
1 puñado de hojas de primavera mixtas
½ taza de brotes de brócoli
3 pencas de apio con hojas

Corte la fruta y la verdura para que quepa en el tubo de alimentación de su extractor. Procese los ingredientes en su extractor y revuelva. Vierta en un vaso y beba tan pronto como sea posible. Rinde 1 porción.

Recarga de brotes y pepino

1 pepino, pelado si no es orgánico
1 puñado de brotes de girasol (opcional)
1 puñado de brotes de trigo sarraceno (opcional)
1 pequeño puñado de brotes de trébol (opcional)
2 hojas de col rizada
1 puñado grande de espinacas
1 lima (limón verde), pelada si no es orgánica

Corte el pepino para que quepa en el tubo de alimentación de su extractor. Procese la mitad del pepino primero. Amontone los brotes (si los está usando) y envuélvalos en una hoja de col rizada, luego envuelva la espinaca en la otra hoja de col rizada. Apague la máquina y agréguelos al extractor. Vuelva a encender la máquina y empuje las hojas de col rizada lentamente con el resto del pepino, luego procese el pepino restante y la lima. Revuelva los ingredientes, vierta en un vaso y beba tan pronto como sea posible. Rinde 1 a 2 porciones.

Amor de verano

4 pencas de apio con hojas
1 puñado de perejil
4 hojas de acelga
4 albaricoques, con las semillas removidas
2 melocotones, con las semillas removidas

Corte la fruta y la verdura para que quepa en el tubo de alimentación de su extractor. Comience con el apio. Envuelva el perejil con la hoja de acelga y páselo lentamente por el extractor. Procese el resto de los ingredientes en su extractor y revuelva. Vierta en un vaso y beba tan pronto como sea posible. Rinde 1 porción.

Superverde

1 pera
1 limón (amarillo), pelado si no es orgánico
4 hojas de col rizada
2 pencas de apio con hojas
1 pepino, pelado si no es orgánico
1 trozo de una pulgada de raíz de jengibre

Corte la fruta y la verdura para que quepa en el tubo de alimentación de su extractor. Comience con la pera y el limón, luego procese todos los ingredientes y revuelva. Vierta en un vaso y beba tan pronto como sea posible. Rinde 2 porciones.

Superbebida de brotes

1 pequeño puñado de brotes de trébol o rábano (opcional)
1 gran puñado de brotes de girasol
1 pequeño puñado de brotes de trigo sarraceno
2 hojas de col rizada
1 pepino, pelado si no es orgánico

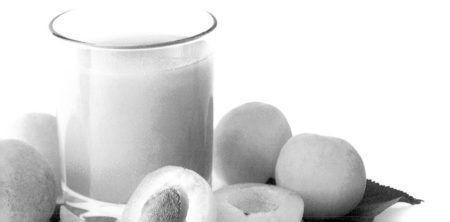

Corte la fruta y la verdura para que quepa en el tubo de alimentación de su extractor. Envuelva los brotes en hojas de col rizada y páselos por el extractor lentamente. Procese el resto de los ingredientes en su extractor y revuelva. Vierta en un vaso y beba tan pronto como sea posible. Rinde 1 porción.

Rejuvenecedor alcalino dulce

3 hojas de col rizada
1 trozo de sandía (aproximadamente 2 pulgadas [5,08 cm] por 4 pulgadas
    [10,16 cm]) con corteza, si es orgánica
1 lima [limón verde], pelada si no es orgánica
½ remolacha con hojas

Corte todos los ingredientes para quepan en el tubo de alimentación de su extractor. Procese todos los ingredientes en su extractor, revuelva y beba tan pronto como sea posible. Rinde 1 porción.

Sombrero verde dulce

1 manzana roja o amarilla
3 zanahorias, bien fregadas, sin hojas o tallos y con ambos extremos recortados
2 pencas de apio con hojas
2 hojas de col rizada
1 pepino, pelado si no es orgánico
1 limón (amarillo), pelado si no es orgánico
¼ de chile jalapeño, con las semillas removidas a menos que le gusten los
    alimentos realmente picantes

Corte la fruta y la verdura para que quepa en el tubo de alimentación de su extractor. Comience con la manzana y procese todos los ingredientes en su extractor. Revuelva, vierta en un vaso y beba tan pronto como sea posible. Rinde 2 porciones.

Dulce serenidad

1 puñado de espinacas
1 hoja de lechuga romana
1 manzana
2 pencas de apio con hojas
1 pepino, pelado si no es orgánico
1 lima (limón verde), pelada si no es orgánica

Corte la fruta y la verdura para que quepa en el tubo de alimentación de su extractor. Envuelva la espinaca en la hoja de lechuga romana. Comience con la manzana; luego pase el envoltorio de lechuga por el extractor lentamente. Siga con los ingredientes restantes y revuelva. Vierta en un vaso y beba tan pronto como sea posible. Rinde 1 porción.

Cóctel de salsa de tomatillo

5 a 6 tomatillos frescos
1 puñado de cilantro
1 lima (limón verde), pelada si no es orgánica
1 diente de ajo (no hay necesidad de pelarlo)
¼ de chile jalapeño pequeño, con las semillas removidas a menos que le
    gusten los alimentos realmente picantes

Corte la fruta y la verdura para que quepa en el tubo de alimentación de su extractor. Procese los ingredientes en su extractor y revuelva. Vierta en un vaso y beba tan pronto como sea posible. Rinde 1 porción.

Bebida de tomate, pepino y eneldo

2 tomates
1 pepino, pelado si no es orgánico
1 tallo de eneldo fresco

Corte la fruta y la verdura para que quepa en el tubo de alimentación de su extractor. Procese los ingredientes en su extractor y revuelva. Vierta en un vaso y beba tan pronto como sea posible. Rinde 1 porción.

Tom-Tom

3 zanahorias, bien fregadas, sin hojas o tallos y con ambos extremos
    recortados
1 puñado de espinacas
1 hoja de lechuga verde oscuro
1 tomate
1 tomatillo
1 lima (limón verde), pelada si no es orgánica

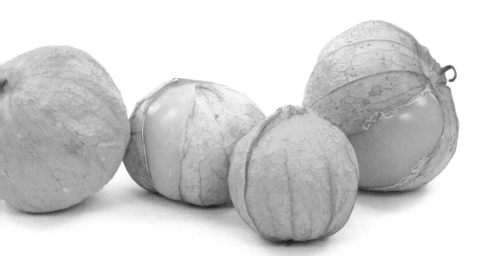

Corte la fruta y la verdura para que quepa en el tubo de alimentación de su extractor. Empiece procesando las zanahorias. Envuelva la espinaca en la hoja de lechuga y páselo por el extractor. Siga con los ingredientes restantes y revuelva. Vierta en un vaso y beba tan pronto como sea posible. Rinde 2 porciones.

Totalmente verde

1 puñado de perejil
1 puñado de espinacas
5 hojas de lechuga verde
2 pencas de apio con hojas
2 manzanas verdes (amarillas o rojas para un sabor más dulce)

Corte la fruta y la verdura para que quepa en el tubo de alimentación de su extractor. Envuelva el perejil y la espinaca con las hojas de lechuga y páselo por el extractor lentamente con el apio y la manzana. Revuelva el jugo y beba tan pronto como sea posible. Rinde 1 porción.

Cargador en V-8

1 tomate
1 puñado de espinacas
1 pequeño manojo de perejil
1 hoja de col rizada
2 hojas de lechuga
3 zanahorias, bien fregadas, sin hojas o tallos y con ambos extremos
    recortados
2 pencas de apio con hojas
1 limón (amarillo), pelado si no es orgánico

Corte la fruta y la verdura para que quepa en el tubo de alimentación de su extractor. Comience procesando el tomate. Envuelva el perejil y la espinaca con las hojas de col rizada y de lechuga y páselo por el extractor lentamente. Luego procese el resto de los ingredientes en su extractor y revuelva. Vierta en dos vasos y beba tan pronto como sea posible. Rinde 2 porciones.

Veggie Tales

4 a 5 zanahorias, bien fregadas, sin hojas o tallos y con ambos extremos
recortados
3 pencas de apio con hojas
1 tallo de brócoli
1 pepino, pelado si no es orgánico
1 hoja de col rizada
1 lima (limón verde), pelada si no es orgánica

Corte la fruta y la verdura para que quepa en el tubo de alimentación de su
extractor. Procese los ingredientes en su extractor y revuelva. Vierta en un
vaso y beba tan pronto como sea posible. Rinde 1 porción.

Tónico vegetal

1 puñado de espinacas
1 hoja de lechuga verde oscuro
3 pencas de apio con hojas
2 tallos de espárrago
1 tomate grande
1 limón (amarillo), pelado si no es orgánico

Corte la fruta y la verdura para que quepa en el tubo de alimentación de su
extractor. Envuelva la espinaca con la hoja de lechuga y páselo lentamente
por el extractor. Procese el resto de los ingredientes en su extractor y
revuelva. Vierta en un vaso y beba tan pronto como sea posible. Rinde 1
porción.

Rejuvenecedor muy vegetal

½ tomate
1 pepino, pelado si no es orgánico
2 zanahorias, bien fregadas, sin hojas o tallos y con ambos extremos
recortados
2 pencas de apio con hojas
1 hoja de col rizada
½ taza de repollo verde
1 cebolla verde

Corte la fruta y la verdura para que quepa en el tubo de alimentación de su
extractor. Procese los ingredientes en su extractor y revuelva. Vierta en un
vaso y beba tan pronto como sea posible. Rinde 2 porciones.

Refresco de pasto de trigo

1 manzana verde, lavada
1 puñado de pasto de trigo, enjuagado
2 a 3 ramitas de menta, enjuagadas (opcional)
½ lima (limón verde) lavada, pelada si no es orgánica

Corte la fruta y la verdura para que quepa en el tubo de alimentación de su extractor. Comience con la manzana y procese todos los ingredientes en su extractor y revuelva. Vierta en un vaso y beba tan pronto como sea posible. Rinde 1 porción.

Pasto de trigo con agua de coco

1 a 2 onzas (29,57 a 59,15 ml) de jugo de pasto de trigo
8 onzas (236,6 ml) de agua de coco

Vierta el jugo de pasto de trigo en un vaso. Agregue agua de coco y revuelva. Rinde 1 porción.

Energía verde salvaje

1 pepino, pelado si no es orgánico
1 penca de apio con hojas
1 puñado de verduras de hoja silvestres como diente de león, ortigas, plátano
    macho, huauzontle o acedera
1 manzana (las variedades verdes son más bajas en azúcar)
1 limón (amarillo), pelado si no es orgánico

Corte la fruta y la verdura para que quepa en el tubo de alimentación de su extractor y procéselos. Revuelva y beba tan pronto como sea posible. Rinde 1 porción.

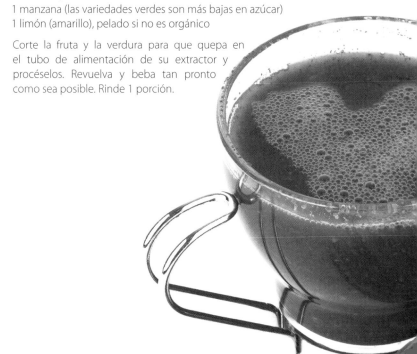

HOJAS VERDES AMARGAS

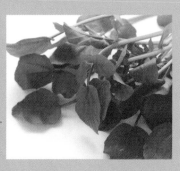

Se cree que las verduras de hoja amargas son buenas para el corazón, el intestino delgado y el hígado, y que ayudan a reducir la fiebre. Como uno de los cuatro sabores (junto con lo dulce, lo salado y lo agrio), lo amargo ahora está ganando respeto culinario. Las verduras de hoja amargas deberían ser una de nuestras selecciones para hacer jugos además de para cocinar. Las verduras de hoja silvestres reducen el deseo por alimentos con alto contenido de almidón, haciéndolas una excelente ayuda para adelgazar. La introducción siguiente a las verduras de hoja amargas le ayudará con la elección de sabores que combinen bien con otras verduras y frutas.[2]

- Rúcula: las hojas son verdes o rojas; semejantes en forma a las del roble; su sabor es semejante a la nuez, picante y fuerte.

- Hojas de remolacha: Las hojas tienen venas rojo púrpura y carne verde brillante; sabor muy ácido con un toque de sabor de mostaza y remolacha.

- Berro: tiene flores pequeñas, color blanco-verdoso y está ampliamente disponible; el sabor es fuerte y picante.

- Escarola: tiene hojas largas y estrechas que son blancas en la base y amarillo-verde en las puntas; el sabor es bastante amargo.

- Escarola rizada: las hojas son cortas y rígidas con bordes rizados; pueden ser verdes o blanqueadas con tallos blancos y puntas amarillo-verde; tiene un sabor suave, ligeramente amargo.

- Col rizada: las hojas son grandes, verde profundo y rizadas en los bordes; su sabor es similar al brócoli, pero tiene un final amargo y picante.

- Mostazas: las hojas son rojas o verdes; su sabor es fuerte y picante, con un toque de mostaza y rábano picante.
- Capuchina: las hojas son redondas y en forma de disco con flores de color amarillo-naranja-rojo brillante; el sabor es caliente y picante, y tiene un toque de sabor del rábano picante.
- Acedera: las hojas son largas y ovaladas; el sabor es agrio y ácido con un matiz cítrico; una vez se pensó que la acedera era venenosa debido a su sabor.
- Acelga: tiene una hoja verde amplia, en forma de abanico con tallos anchos blancos y venas (algunas tienen venas de color rojo); el sabor es ligeramente amargo.
- Tatsoi: tiene hojas cerosas, redondas, de color verde profundo; el sabor es ligeramente amargo.

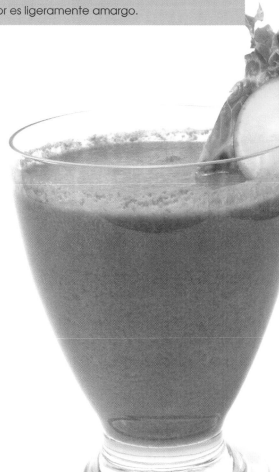

Capítulo 5

DELICIOSOS LICUADOS DE JUGO DE FRUTA

E STE CAPÍTULO ESTÁ lleno de deliciosas recetas de jugo de fruta. Esto no es lo que yo recomiendo que la mayoría de la gente beba diariamente porque estos jugos contienen mucha fructosa. Sin embargo, si apenas está iniciando a hacer y beber jugos, tiene melindrosos en su familia, o niños que no comen ni beben sus verduras, este capítulo quizá sea un buen lugar para empezar. Estas recetas también pueden ser buenas para utilizarlas al presentarle a los amigos los beneficios de hacer y tomar jugos, y para los bebés de seis a veinticuatro meses, este puede ser el mejor lugar para que usted pueda empezar a introducir jugos frescos. Pero tenga en cuenta que puede añadir una o dos hojas verdes como col rizada, acelga, berza o lechuga verde oscuro, y nadie sabrá que las agregó. O puede agregar un poco de espinaca o perejil, y no afectará el sabor. Incluso para agasajos de jugo especiales, puede agregar algunas verduras de hoja, apio o un poco de pepino, y nadie sospechará que había verduras presentes. Así que diviértase con este capítulo. ¡Los jugos son deliciosos!

Manzanas y especias

2 manzanas
1 melocotón, con la semilla removida
¼ de cucharadita de canela o especias de tarta de manzana

Corte la fruta y la verdura para que quepa en el tubo de alimentación de su extractor. Procese los ingredientes en su extractor y revuélvale las especias. Vierta en un vaso y sirva frío. Rinde 1 porción.

Refresco de mora roja

2 rebanadas de sandía, remueva la corteza si no es orgánica
2 tazas de fresa con las hojas que las coronan

Corte la fruta y la verdura para que quepa en el tubo de alimentación de su extractor. Procese los ingredientes en su extractor y revuelva. Vierta en dos vasos y sirva frío. Rinde 2 porciones.

Grosella negra con limón y manzana

2 manzanas verdes
½ limón (amarillo), pelado si no es orgánico
1 taza de grosella negra fresca

Corte la fruta y la verdura para que quepa en el tubo de alimentación de su extractor. Procese una manzana y el limón en su extractor. Apague la máquina y agregue las grosellas y tápelo con el émbolo. Vuelva a encender la máquina y pase las grosellas por el extractor. Seguir con la segunda manzana y revuelva el jugo. Vierta en un vaso y sirva frío. Rinde 1 porción.

Limonada de zarzamora

2 manzanas
1 limón (amarillo), pelado si no es orgánico
1 taza de zarzamoras, frescas o descongelados si estaban congeladas

Corte la fruta y la verdura para que quepa en el tubo de alimentación de su extractor. Procese una manzana y el limón en su extractor. Apague la máquina y añada las zarzamoras, luego tápelo con el émbolo. Vuelva a encender la máquina y empuje las moras a través de ella; procese la manzana restante. Revuelva el jugo y vierta en un vaso; sirva frío. Rinde 1 porción.

Bebida fría de arándano azul, ciruela, nectarina y limón

1 ciruela, con la semilla removida
1 nectarina, pelada, con la semilla removida
1 taza de arándanos azules, frescos o descongelados si están congelados
1 limón (amarillo), pelado si no es orgánico

Corte la fruta y la verdura para que quepa en el tubo de alimentación de su extractor. Procese la ciruela y la nectarina en su extractor. Apague la máquina y agregue los arándanos azules. Tape con el émbolo. Vuelva a encender la máquina y empuje las moras a través de ella; luego procese el limón. Revuelva el jugo y vierta en un vaso; sirva frío. Rinde 1 porción.

Bebida fría de melón y menta

½ melón, con semillas y corteza si es orgánico
6 ramitas de menta fresca

Corte la fruta y la verdura para que quepa en el tubo de alimentación de su extractor. Procese los ingredientes en su extractor y revuelva. Vierta en un vaso y sirva inmediatamente. Rinde 1 porción.

Cóctel de arándano rojo, pera y manzana

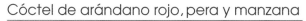

1 manzana Red Delicious u otra manzana dulce
¼ de taza de arándanos, frescos o descongelados si estaban congelados
1 pera (asiática o Bartlett)
1 trozo pequeño de remolacha fresca para el color (opcional)

Corte la fruta y la verdura para que quepa en el tubo de alimentación de su extractor. Apague la máquina y agregue los arándanos rojos. Tape con el émbolo. Vuelva a encender la máquina y empuje las moras a través de ella; luego procese la pera y la remolacha (si la usa). Revuelva el jugo y vierta en un vaso; sirva frío. Rinde 1 porción.

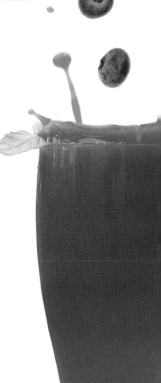

Cóctel de saúco, fresa y manzana

1 manzana
1 taza de moras del saúco
1 taza de fresas con las hojas que las coronan

Corte la fruta y la verdura para que quepa en el tubo de alimentación de su extractor. Procese la manzana en su extractor. Apague la máquina y añada las moras del saúco. Tape con el émbolo. Vuelva a encender la máquina y empuje las moras a través de ella; luego procese las fresas. Revuelva el jugo y vierta en un vaso; sirva frío. Rinde 1 porción.

Ponche de frutas

2 manzanas
¼ de melón verde con corteza si es orgánico
1 taza de uvas rojas
½ limón (amarillo), pelado si no es orgánico
1 trozo de una pulgada de raíz de jengibre

Corte la fruta y la verdura para que quepa en el tubo de alimentación de su extractor. Procese los ingredientes en su extractor y revuelva. Vierta en un vaso y beba tan pronto como sea posible. Rinde 2 porciones.

Toronja y fresa burbujeante

1 toronja, pelada
1 lima (limón verde), pelada si no es orgánica
10 fresas, con las hojas que las coronan
1 taza de agua fría gasificada

Corte la fruta y la verdura para que quepa en el tubo de alimentación de su extractor. Procese todos los ingredientes, agregue el agua gasificada y revuelva. Vierta en un vaso y sirva frío. Rinde 2 porciones.

Brisa hawaiana

1 naranja, pelada
¼ de piña, pelada si no es orgánica
½ taza de agua de coco

Corte la fruta y la verdura para que quepa en el tubo de alimentación de su extractor. Procese todos los ingredientes, agregue el agua de coco y revuelva. Vierta en un vaso y sirva frío. Rinde 1 porción.

Limada de melón

½ melón verde con semillas, sin corteza si no es orgánico
1 lima (limón verde), pelada si no es orgánica
½ manzana

Corte la fruta y la verdura para que quepa en el tubo de alimentación de su extractor. Procese los ingredientes en su extractor y revuelva. Vierta en un vaso y sirva frío. Rinde 1 a 2 porciones.

Ponche de la isla

1 naranja, pelada
¼ de piña, pelada si no es orgánica
1 lima (limón verde), pelada si no es orgánica
1 pizca de nuez moscada recién rallada al gusto

Corte la fruta y la verdura para que quepa en el tubo de alimentación de su extractor. Procese todos los ingredientes, luego agregue la nuez moscada y revuelva. Vierta en un vaso y sirva frío. Rinde 1 a 2 porciones.

Bebida fría clave de lima

2 manzanas
1 lima (limón verde), pelada si no es
    orgánica

Corte la fruta y la verdura para que quepa en el tubo de alimentación de su extractor. Procese los ingredientes en su extractor y revuelva. Vierta en un vaso con hielo y sirva. Rinde 1 porción.

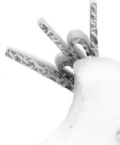

Cóctel de kumquat, uva, kiwi y naranja

6 kumquats, con cáscara
3 kiwis, con cáscara
1 naranja, pelada
1 limón (amarillo), pelado si no es orgánico
1 manojo pequeño de uvas negras (puede incluir pequeños tallos)

Corte la fruta y la verdura para que quepa en el tubo de alimentación de su extractor. Procese los ingredientes en su extractor y revuelva. Vierta en un vaso y sirva frío. Rinde 1 a 2 porciones.

Granizado de limón y lima

El jugo de 2 limas (limón verde), peladas si no son orgánicas
El jugo de 1 limón (amarillo), pelado si no es orgánico
4 a 6 gotas de stevia
1 ½ tazas de agua gasificada
Hielo

Mezcle el jugo con la stevia y el agua gasificada. Viértalo sobre hielo en dos vasos altos y beba tan pronto como sea posible. Rinde 2 porciones.

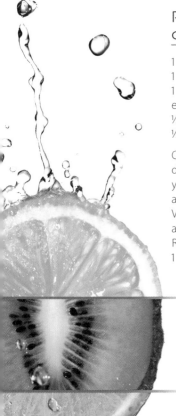

Refresco de limón, lima y arándano azul

1 pepino, pelado si no es orgánico
1 manzana
1 taza de arándanos azules, frescos o descongelados si están congelados
½ limón (amarillo), pelado si no es orgánico
½ lima (limón verde), pelada si no es orgánica

Corte la fruta y la verdura para que quepa en el tubo de alimentación de su extractor. Procese el pepino y la manzana en su extractor. Apague la máquina y agregue los arándanos azules. Tape con el émbolo. Vuelva a encender la máquina y empuje las moras a través de ella; luego procese el limón y la lima. Revuelva el jugo y vierta en un vaso; sirva frío. Rinde 1 porción.

Cóctel de lima, manzana y menta

2 manzanas
1 lima (limón verde), pelada si no es orgánica
1 puñado pequeño de menta

Corte la fruta para que quepa en el tubo de alimentación de su extractor. Procese los ingredientes en su extractor y revuelva. Vierta en un vaso y sirva frío. Rinde 1 porción.

Limada de mango

2 manzanas
1 lima (limón verde), pelada si no es orgánica
1 mango pelado y con la semilla removida

Corte la fruta para que quepa en el tubo de alimentación de su extractor. Procese los ingredientes en su extractor y revuelva. Vierta en un vaso y sirva frío. Rinde 1 porción.

Refresco de mango y berro

1 mango pelado y con la semilla removida
½ pepino, pelado si no es orgánico
1 puñado de berros

Corte la fruta y la verdura para que quepa en el tubo de alimentación de su extractor. Procese los ingredientes en su extractor y revuelva. Vierta en un vaso y sirva frío. Rinde 1 porción.

Cóctel de melón, piña, limón y menta

½ melón con semillas, pelado si no es orgánico
¼ de piña, pelada si no es orgánica
1 puñado de menta fresca
1 hoja de lechuga verde oscuro
1 limón (amarillo), pelado si no es orgánico

Corte la fruta y la verdura para que quepa en el tubo de alimentación de su extractor. Procese los ingredientes en su extractor y revuelva. Vierta en un vaso y sirva frío. Rinde 1 porción.

Limonada de menta

2 manzanas
1 limón (amarillo), pelado si no es orgánico
1 puñado pequeño de menta

Corte la fruta y la verdura para que quepa en el tubo de alimentación de su extractor. Procese los ingredientes en su extractor y revuelva. Vierta en un vaso y sirva frío. Rinde 1 porción.

Delicia de moras mixtas

2 manzanas verdes
1 limón (amarillo), pelado si no es orgánico
2 tazas de moras mixtas como zarzamoras, frambuesas y arándanos azules

Corte la fruta y la verdura para que quepa en el tubo de alimentación de su extractor. Procese la manzana y el limón en su extractor. Apague la máquina y añada las moras. Tape con el émbolo. Vuelva a encender la máquina y empuje moras a través de ella; luego procese la manzana restante. Revuelva el jugo y vierta en un vaso; sirva frío. Rinde 1 porción.

Naranja y manzana chispeante

1 taza de jugo de manzana fresco (unas 2 manzanas)
1 taza jugo de naranja fresco (unas 2 naranjas)
1 taza de agua gasificada

Procese las manzanas y las naranjas para hacer 1 taza de jugo de cada tipo de fruta. Agregue el agua gasificada. Vierta en dos vasos con hielo y sirva frío. Rinde 2 porciones.

Delicia de naranja y albaricoque

2 naranjas peladas
1 albaricoque, con la semilla removida
1 lima (limón verde), pelada si no es orgánica

Corte la fruta y la verdura para que quepa en el tubo de alimentación de su extractor. Procese los ingredientes en su extractor y revuelva. Vierta en un vaso y sirva frío. Rinde 1 porción.

Explosión de naranja y moras

2 naranjas peladas
1 tazas de moras mixtas como zarzamoras, frambuesas o arándanos azules
1 kiwi

Corte la fruta y la verdura para que quepa en el tubo de alimentación de su extractor. Procese una naranja en su extractor. Apague la máquina, añada las moras y coloque el émbolo en su lugar. Vuelva a encender la máquina y pase las moras por el extractor. Siga con la otra naranja y el kiwi. Revuelva el jugo. Vierta en un vaso y sirva frío. Rinde 1 a 2 porciones.

Bebida fría de naranja, limón y jengibre

2 naranjas peladas
1 limón (amarillo), pelado si no es orgánico
1 trozo de una pulgada de raíz de jengibre

Corte la fruta y la verdura para que quepa en el tubo de alimentación de su extractor. Procese los ingredientes en su extractor y revuelva. Vierta en un vaso con hielo y sirva. Rinde 1 a 2 porciones.

Refresco de espinaca y naranja

2 naranjas peladas
1 puñado de espinacas
1 penca de apio con hojas

Corte la fruta y la verdura para que quepa en el tubo de alimentación de su extractor.

Procese los ingredientes en su extractor y revuelva. Vierta en un vaso y sirva frío. Rinde 1 porción.

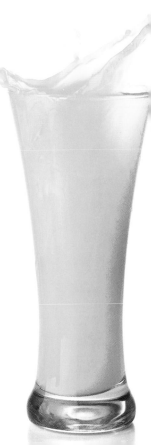

Cóctel de melocotón, zarzamora y manzana

1 durazno, con la semilla removida
1 taza de zarzamoras, frescas o descongelados si estaban congeladas
1 manzana

Corte la fruta para que quepa en el tubo de alimentación de su extractor. Procese el durazno en su extractor. Apague la máquina, añada las zarzamoras y luego coloque el émbolo en su lugar. Vuelva a encender la máquina y pase las moras por el extractor. Siga con la manzana y revuelva el jugo. Vierta en un vaso y sirva frío. Rinde 1 porción.

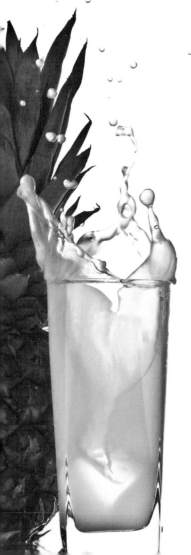

Cóctel de pera, jengibre y grosella

1 manzana
1 pera
1 taza de grosella fresca
1 trozo de una pulgada de raíz de jengibre
½ limón (amarillo), pelado si no es orgánico

Corte la fruta y la verdura para que quepa en el tubo de alimentación de su extractor. Procese la manzana y la pera en su extractor. Apague la máquina y agregue las grosellas, y luego coloque el émbolo en su lugar. Vuelva a encender la máquina y pase las grosellas por el extractor. Siga con el jengibre y el limón; revuelva el jugo. Vierta en un vaso y sirva frío. Rinde 1 porción.

Delicia de pera, kiwi y menta

1 pera
1 kiwi con piel
1 puñado pequeño de menta

Corte la fruta para que quepa en el tubo de alimentación de su extractor. Procese los ingredientes en su extractor y revuelva. Vierta en un vaso y sirva frío. Rinde 1 porción.

Cóctel alegre de pera y manzana

1 pera
1 manzana
1 trozo de una pulgada de raíz de jengibre

Corte la fruta para que quepa en el tubo de alimentación de su extractor. Procese los ingredientes en su extractor y revuelva. Vierta en un vaso y sirva frío. Rinde 1 porción.

Limonada de piña

2 manzanas
1 limón (amarillo), pelado si no es orgánico
¼ de piña, pelada si no es orgánica

Corte la fruta para que quepa en el tubo de alimentación de su extractor. Procese los ingredientes en su extractor y revuelva. Vierta en un vaso y sirva frío. Rinde 1 porción.

Bebida fría de piña y menta

1 manzana
¼ de piña, pelada si no es orgánica
1 puñado pequeño de menta
1 taza de agua fría gasificada

Corte la fruta para que quepa en el tubo de alimentación de su extractor. Procese todos los ingredientes, agregue el agua gasificada y revuelva. Vierta en dos vasos y sirva frío. Rinde 2 porciones.

Delicia de piña y menta

¼ de piña, pelada si no es orgánica
1 puñado de menta fresca

Corte la fruta para que quepa en el tubo de alimentación de su extractor. Procese los ingredientes en su extractor y revuelva. Vierta en un vaso y sirva frío. Rinde 1 porción.

Néctar de piña y zanahoria

¼ de piña, pelada si no es orgánica
3 zanahorias, bien fregadas, sin hojas o tallos y con ambos extremos
    recortados
1 manzana verde

Corte la fruta para que quepa en el tubo de alimentación de su extractor.
Procese los ingredientes en su extractor y revuelva. Vierta en un vaso y sirva
frío. Rinde 1 porción.

Piña y jengibre chispeante

¼ de piña, pelada si no es orgánica
1 trozo de una pulgada de raíz de jengibre
½ taza de agua fría gasificada

Corte la fruta para que quepa en el tubo de alimentación de su extractor.
Procese todos los ingredientes, agregue el agua gasificada y revuelva. Vierta
en un vaso y sirva frío. Rinde 1 porción.

Refresco de naranja y piña

2 naranjas peladas
¼ de piña, pelada si no es orgánica
½ limón (amarillo), pelado si no es orgánico

Corte la fruta para que quepa en el tubo de alimentación de su extractor.
Procese los ingredientes en su extractor y revuelva. Vierta en un vaso y sirva
frío. Rinde 1 a 2 porciones.

Limonada rosada chispeante

2 manzanas
1 limón (amarillo), pelado si no es orgánico
¼ de remolacha con hojas
1 taza de agua fría gasificada

Corte la fruta para que quepa en el tubo de alimentación de su extractor.
Procese todos los ingredientes, agregue el agua gasificada y revuelva. Vierta
en un vaso y sirva frío. Rinde 1 a 2 porciones.

Janie puro

1 manzana
1 taza de fresas con las hojas que las coronan

Corte la fruta para que quepa en el tubo de alimentación de su extractor. Procese los ingredientes en su extractor y revuelva. Vierta en un vaso y sirva frío. Rinde 1 porción.

Limonada de ciruela

2 manzanas
2 ciruelas rojas o negras maduras, con las semillas removidas
1 limón (amarillo), pelado si no es orgánico

Corte la fruta para que quepa en el tubo de alimentación de su extractor. Procese los ingredientes en su extractor y revuelva. Vierta en un vaso y sirva frío. Rinde 1 a 2 porciones.

Ciruela, melón y estragón

½ melón verde con semillas, sin corteza si no es orgánico
1 ciruela, con la semilla removida
3 ramitas de estragón fresco

Corte la fruta para que quepa en el tubo de alimentación de su extractor. Procese los ingredientes en su extractor y revuelva. Vierta en un vaso y sirva frío. Rinde 1 a 2 porciones.

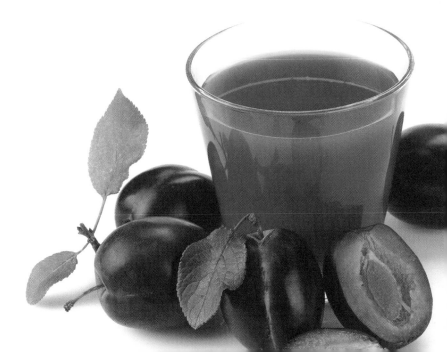

Bebida fría de ciruela, naranja y menta

2 naranjas peladas
1 ciruela, con la semilla removida
1 puñado pequeño de menta

Corte la fruta para que quepa en el tubo de alimentación de su extractor.
Procese los ingredientes en su extractor y revuelva. Vierta en un vaso y sirva
frío. Rinde 1 porción.

Pom Pom

2 granadas
2 manzanas
½ limón (amarillo), pelado si no es orgánico
1 trozo de una pulgada de raíz de jengibre

Corte las granadas a la mitad. Remueva la piel y las semillas. Coloque los
racimos de semillas en un recipiente. Corte las manzanas para que quepan en
el tubo de alimentación de su extractor. Vierta alrededor de un tercio de las
semillas de granada en el extractor con la máquina apagada, luego coloque
el émbolo en su lugar. Encienda la máquina y pase las semillas de granada
a través de ella. Siga con los trozos de manzana y continúe alternando la
manzana con las semillas de granada hasta que todas las semillas hayan sido
procesadas en el extractor. Siempre apague la máquina
cuando procese semillas, si no saldrán volando. Siga
con el limón, el jengibre y con lo que quede de
la manzana. Revuelva y beba tan pronto como
sea posible. Rinde 1 porción.

Limada de frambuesa

2 manzanas
1 lima (limón verde), pelada si no es orgánica
1 taza de frambuesas

Corte la fruta y la verdura para que quepa en el tubo de
alimentación de su extractor.

Procese una manzana y la lima en su extractor. Apague la
máquina y añada las frambuesas. Tape con el émbolo. Vuelva
a encender la máquina y empuje las moras a través de ella;
añada la manzana restante. Revuelva el jugo y vierta en un
vaso; sirva frío. Rinde 1 porción.

Limonada de frambuesa y naranja

1 naranja, pelada
1 taza de frambuesas
2 manzanas
1 limón (amarillo), pelado si no es orgánico

Corte la fruta para que quepa en el tubo de alimentación de su extractor. Procese la naranja. Apague la máquina y añada las frambuesas. Tape con el émbolo. Vuelva a encender la máquina y empuje las moras a través de ella; luego procese los ingredientes restantes. Revuelva el jugo y vierta en un vaso; sirva frío. Rinde 2 porciones.

Razz y spazz

1 manzana
1 taza de frambuesas, frescas o descongeladas si están congeladas
½ pepino, pelado si no es orgánico
¼ de taza de hojas de menta fresca

Corte la fruta para que quepa en el tubo de alimentación de su extractor. Procese una manzana. Apague la máquina y añada las frambuesas. Tape con el émbolo. Vuelva a encender la máquina y empuje las moras a través de ella; luego agregue la manzana restante, el pepino y la menta. Revuelva el jugo y vierta en un vaso; sirva frío. Rinde 1 porción.

Rojo, blanco y azul

1 taza de arándanos rojos o frambuesas, frescas o descongelados si están
    congelados
1 taza de arándanos azules, frescos o descongelados si están congelados
1 manojo pequeño de uvas blancas (puede procesar tallos pequeños)

Vierta las moras en el extractor mientras está apagado y tape con el émbolo, o si no las moras saldrán volando. Procese las moras en el extractor y luego añada las uvas. Revuelva el jugo y vierta en un vaso; sirva frío. Rinde 1 porción.

Refresco de lechuga romana, naranja y manzana

1 naranja, pelada
1 manzana verde
3 a 4 hojas de lechuga romana

Corte la fruta para que quepa en el tubo de alimentación de su extractor. Procese los ingredientes en su extractor y revuelva. Vierta en un vaso y sirva frío. Rinde 1 porción.

Chica rosada

½ piña con corazón, pelada si no es orgánica
1 taza de fresas con las hojas que las coronan, frescas o descongeladas si están congeladas
¼ de remolacha pequeña con sus hojas

Corte la fruta para que quepa en el tubo de alimentación de su extractor. Procese los ingredientes en su extractor y revuelva. Vierta en un vaso y sirva frío. Rinde 1 porción.

Refresco de melón picante

½ melón maduro con semillas, con la corteza removida
½ pepino, pelado si no es orgánico
1 hoja de col rizada
1 lima (limón verde), pelada si no es orgánica
1 trozo de una a dos pulgadas de raíz de jengibre, pelado

Corte la fruta para que quepa en el tubo de alimentación de su extractor. Procese los ingredientes en su extractor y revuelva. Vierta en un vaso y sirva frío. Rinde 1 porción.

Felicidad de fresa

2 melocotones, con la semilla removida
2 tazas de fresas con las hojas que las coronan, frescas o descongeladas si están congeladas
1 trozo de una pulgada de raíz de jengibre

Corte la fruta para que quepa en el tubo de alimentación de su extractor. Procese los ingredientes en su extractor y revuelva. Vierta en un vaso y sirva frío. Rinde 1 porción.

Cordial de fresa y menta

1 pinta (550,6 ml o 2 ⅓ tazas) de fresas frescas con las hojas que las coronan
1 puñado de menta
1 a 2 gotas de stevia
1 taza de agua gasificada

Procese las fresas y la menta en su extractor. Vierta en un vaso, agregue la stevia y el agua gasificada. Revuelva y sirva sobre hielo. Rinde 1 porción.

Limonada de fresa y ruibarbo

10 a 12 fresas frescas con las hojas que las coronan
2 a 3 tallos de ruibarbo, sin hojas (las hojas son tóxicas)
2 manzanas
1 limón (amarillo), pelado si no es orgánico
1 a 2 gotas de stevia (opcional)

Corte la fruta para que quepa en el tubo de alimentación de su extractor. Procese los ingredientes en su extractor, añada la stevia al gusto, y revuelva. Vierta en un vaso y sirva frío. Rinde 1 porción.

Bebida fría de verano

2 rebanadas de sandía, de 2 a 3 pulgadas (5,08 a 10,16 cm) de ancho por 5 pulgadas (12,7 cm) de largo, con la corteza removida si no es orgánica
1 lima (limón verde), pelada si no es orgánica

Corte la fruta para que quepa en el tubo de alimentación de su extractor. Procese los ingredientes en su extractor. Vierta en dos vasos con hielo y sirva frío. Rinde 2 porciones.

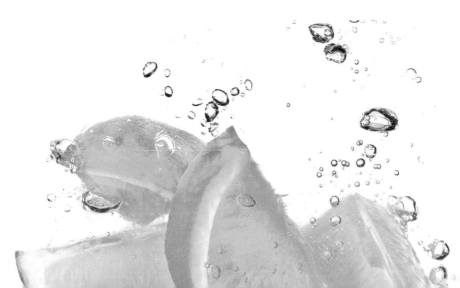

Cóctel dulce de albaricoque, manzana y menta

2 manzanas verdes
2 albaricoques, con las semillas removidas
1 puñado pequeño de menta

Corte la fruta para que quepa en el tubo de alimentación de su extractor. Procese los ingredientes en su extractor y revuelva. Vierta en un vaso y sirva frío. Rinde 1 porción.

Limonada dulce de albahaca

2 manzanas
1 limón (amarillo), pelado si no es orgánico
1 puñado pequeño de albahaca fresca

Corte la fruta para que quepa en el tubo de alimentación de su extractor. Procese los ingredientes en su extractor y revuelva. Vierta en un vaso y sirva frío. Rinde 1 porción.

Mandarina chispeante

4 mandarinas, peladas
1 taza de agua fría gasificada

Procese las mandarinas, agregue el agua gasificada y revuelva. Sirva frío. Rinde 1 porción.

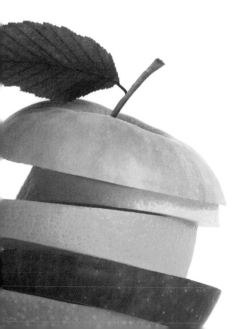

Bebida fría de sandía y arándano rojo

1 taza de arándanos rojo, frescos o descongelados si están congelados
⅛ de sandía pequeña, con corteza si es orgánica, cortada en tiras para que
    quepa en su extractor
½ lima (limón verde), pelada si no es orgánica

Vierta los arándonos rojos en el extractor con la máquina apagada. Tape
con el émbolo. Encienda la máquina y empuje las moras a través de ella,
seguidas de la sandía y el limón. Revuelva y vierta en vasos. Sirva frío. Rinde
2 porciones.

Cóctel de uva blanca y mandarina

4 mandarinas, peladas
1 pequeño puñado de uvas blancas (puede procesar tallos pequeños)
½ manzana verde [se refiere al tipo de manzana y no al grado de maduración]

Corte la fruta para que quepa en el tubo de alimentación de su extractor.
Procese los ingredientes en su extractor y revuelva. Vierta en un vaso y sirva
frío. Rinde 1 porción.

Mañana cítrica

1 toronja rosada, pelada
2 naranjas peladas
1 lima (limón verde), pelada si no es orgánica
1 trozo de una pulgada de raíz de jengibre

Corte la fruta para que quepa en el tubo de alimentación de su extractor.
Procese los ingredientes en su extractor y revuelva. Vierta en un vaso y sirva
frío. Rinde 2 porciones.

Capítulo 6

LOS FAVORITOS DE SIEMPRE

ESTE CAPÍTULO OFRECE muchas de mis recetas favoritas de jugos que se han vuelto muy populares a lo largo de los años. Estas recetas aparecieron en mis libros *The Juice Lady's Turbo Diet* [La dieta turbo de La Dama de los Jugos] y *The Juice Lady's Living Foods Revolution* [La revolución de alimentos vivos de La Dama de los Jugos]. Si usted está buscando planes de alimentación para adelgazar y muchos consejos para adelgazar, consiga el libro *The Juice Lady's Turbo Diet* [La dieta turbo de La Dama de los Jugos]. Si está buscando un libro muy informativo básico que contenga planes de alimentación generales y muchas recetas de alimentos crudos, consiga el libro *The Juice Lady's Living Foods Revolution* [La revolución de alimentos vivos de La Dama de los Jugos]. Estos libros son grandes compañeros de *El gran libro de jugos y batidos verdes*.

Sin importar que usted pruebe las recetas "clásicas" de jugos en este capítulo o cualquiera de las cientos de nuevas recetas de este libro, creo que va a quedar sorprendido por lo que puede hacer un programa de jugos por su salud. Esto es lo que ha hecho por Joann:

> Recientemente compre su libro *The Juice Lady's Living Foods Revolution* [La revolución de alimentos vivos de La Dama de los Jugos] después de hablar con mi amiga, quien me contó cómo se está sintiendo continuamente cada vez mejor y lo bien que se ve su piel después de comer y beber siguiendo su libro. Antes de recibir su libro, vi el documental *Forks Over Knives* [Mejor tenedores que cuchillos],

que se trata acerca de las grasas animales (carnes y productos lácteos) que tienen un impacto directo sobre la prevalencia del cáncer y otras enfermedades. Me llevó a decidir dejar de consumir malos alimentos. Decidí dejar de comer más carnes y recortar tantos lácteos como fuera posible. Empecé a comer de una manera más vegetariana e incluyendo más alimentos crudos.

Fue difícil para mí inicialmente cambiar mis hábitos alimentarios y encontrar recetas. Entonces me acordé de *The Juice Lady's Living Foods Revolution* [La revolución de alimentos vivos de La Dama de los Jugos] de la que mi amiga me habló. A mi esposo le tomó un tiempo ordenar su libro y el extractor, así que mientras tanto utilicé mi licuadora para hacer batidos verdes. Tomaba uno en el desayuno y me llevaba dos al trabajo todos los días. Para las comidas regulares comía algo normal excepto carne. Todavía como pescado y un poco de pollo y lácteos ocasionalmente, con abundancia de verduras, frutas, pasta de grano integral (si es que como pasta, lo cual no es muy frecuente) y arroz integral en lugar de arroz blanco. Ahora que tengo el extractor, lo primero que tomo en la mañana es un jugo de verduras y me llevo dos batidos verdes al trabajo.

Después de casi un mes he adelgazado ocho libras (3,63 kg). Esto fue un beneficio inesperado. Adelgazar no era mi objetivo principal, pero es uno sumamente bienvenido. y adelgacé sin hacer ejercicio porque no he tenido tiempo últimamente. Supongo que cuando regrese a la rutina de hacer ejercicio regularmente, voy a adelgazar aún más rápido.

Explosión de remolacha, zanahoria y coco

4 a 5 zanahorias, bien fregadas, sin hojas o tallos y con ambos extremos recortados
1 remolacha pequeña con hojas
½ a 1 taza de leche de coco
1 pizca de pimienta de Cayena

Procese las zanahorias y la remolacha. Vierta en un vaso y añada la leche de coco y la pimienta de Cayena. Revuelva y beba tan pronto como sea posible. Rinde 2 porciones.

Zanahoria y especias

2 a 3 zanahorias, bien fregadas, sin hojas o tallos y con ambos extremos recortados
1 puñado de espinacas
1 pepino, pelado si no es orgánico
½ limón (amarillo), pelado si no es orgánico
½ manzana (las variedades verdes tienen menos azúcar)
1 trozo de una pulgada (2,54 cm) de raíz de jengibre
¼ de cucharadita de canela
⅛ de cucharadita de pimienta de Cayena

Corte la fruta y la verdura para que quepa en el tubo de alimentación de su extractor. Procese los ingredientes en su extractor. Añada las especias y revuelva. Vierta el jugo en dos vasos; beba tan pronto como sea posible. Rinde 2 porciones.

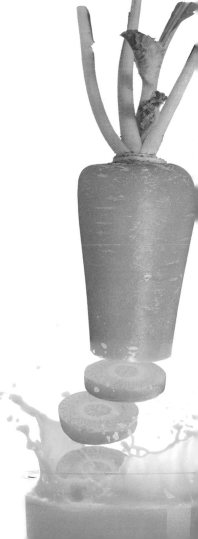

Eliminador de grasa de arándano rojo y pera

Los estudios muestran que los arándanos rojos aceleran el metabolismo y que sus ácidos ayudan a disolver la grasa. También actúan como diuréticos que lo ayudan a deshacerse del agua almacenada. Lo cual se lo adjudica a su fibra soluble, que no se pierde totalmente al hacerlos jugo.

2 peras (asiáticas o Bartlett)
½ pepino, pelado si no es orgánico
¼ de limón (amarillo), pelado si no es orgánico
2 cucharadas de arándanos rojos, frescos o descongelados si están congelados
½ trozo de una pulgada (2,54 cm) de raíz de jengibre

Corte la fruta y la verdura para que quepa en el tubo de alimentación de su extractor. con el extractor apagado, agregue los arándanos rojos y tápelo con el émbolo. A continuación, encienda su máquina y procéselos. Procese el resto de los ingredientes en su extractor y revuelva. Vierta en un vaso y beba tan pronto como sea posible. Rinde 1 porción.

Cóctel energice su día

1 manzana (las variedades verdes son más bajas en azúcar)
2 hojas verde oscuro (acelga, col rizada o brezo)
1 penca de apio con hojas
1 limón (amarillo), pelado si no es orgánico
½ pepino, pelado si no es orgánico
½ trozo de una a dos pulgadas de raíz de jengibre, pelado

Corte la manzana en secciones que quepan en el tubo de alimentación del extractor. Enrolle las hojas verdes y empújelas por el tubo de alimentación con la manzana, el apio, el limón, el pepino y el jengibre. Revuelva el jugo y vierta en un vaso. Bébalo tan pronto como sea posible. Rinde 1 porción.

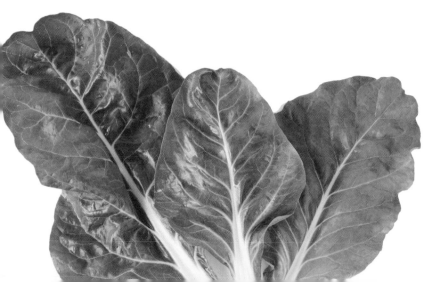

Explosión de moras verdes

1 pepino, pelado si no es orgánico
4 hojas verde oscuro como acelga, col rizada o brezo
1 taza de arándanos azules, frescos o descongelados si están congelados
1 manzana (las variedades verdes son más bajas en azúcar)
½ limón (amarillo), pelado si no es orgánico

Corte la fruta y la verdura para que quepa en el tubo de alimentación de su extractor. Procese la mitad del pepino. Enrolle las hojas verdes y procéselas en el extractor con la otra mitad del pepino. Apague la máquina y vierta las moras en él, luego coloque el émbolo en la parte superior. Vuelva a encender la máquina y procese las moras. También añada la manzana y el limón y procéselos en su extractor. Revuelva el jugo y beba tan pronto como sea posible. Rinde 2 porciones.

Limonada verde

2 manzanas (las variedades verdes son más bajas en azúcar)
½ limón (amarillo), pelado si no es orgánico
1 puñado de sus verduras de hoja favoritas

Corte la fruta y la verdura para que quepa en el tubo de alimentación de su extractor. Procese los ingredientes en su extractor y revuelva. Vierta en un vaso y beba tan pronto como sea posible. Rinde 1 porción.

Jugo matutino de buen humor

El jugo de hinojo se ha utilizado como tónico tradicional para ayudar al cuerpo a liberar endorfinas, que son los péptidos que nos hacen "sentir bien", desde el cerebro al torrente sanguíneo. Las endorfinas ayudan a disminuir la ansiedad y el miedo, y generan un estado de ánimo eufórico.

½ manzana (las variedades verdes son más bajas en azúcar)
4 a 5 zanahorias, bien fregadas, sin hojas o tallos y con ambos extremos
    recortados
3 tallos de hinojo con hojas y flores
½ pepino, pelado si no es orgánico
1 puñado de espinacas
1 trozo de una pulgada (2,54 cm) de raíz de jengibre

Corte la fruta y la verdura para que quepa en el tubo de alimentación de su extractor. Procese primero la manzana y siga con los demás ingredientes. Revuelva y vierta en un vaso; beba tan pronto como sea posible. Rinde 1 a 2 porciones.

Sorpresa de jícama

1 trozo de jícama de 2 pulgadas (5,08 cm) por 4 a 5 pulgadas (10,16 a 12,7 cm), bien fregado o pelado si no es orgánica
2 a 3 zanahorias, bien fregadas, sin hojas o tallos y con ambos extremos recortados
½ pepino, pelado si no es orgánico
¼ de rábano blanco, sin tallos ni hojas y fregado
1 trozo de una pulgada (2,54 cm) de raíz de jengibre, fregado (pelado si es viejo)
½ lima (limón verde) o limón (amarillo), pelada si no es orgánica

Corte la fruta y la verdura para que quepa en el tubo de alimentación de su extractor. Procese los ingredientes en su extractor y revuelva. Vierta en un vaso y beba tan pronto como sea posible. Rinde 1 porción.

Perejil vivaz

1 pepino, pelado si no es orgánico
1 zanahoria, bien fregada, sin hojas o tallos y con ambos extremos recortados
1 penca de apio con hojas
1 puñado de perejil
1 hoja de col rizada
1 limón (amarillo), pelado si no es orgánico

Corte la fruta y la verdura para que quepa en el tubo de alimentación de su extractor. Procese el pepino, la zanahoria y el apio. Junte el perejil y enróllelo con la hoja de col rizada; añádalo al extractor y empújelo a través él. Luego añada el limón y procéselo. Revuelva y sirva en un vaso. Beba tan pronto como sea posible. Rinde 1 porción.

Remolacha y jalapeño rabioso

1 remolacha con tallos y hojas
2 hojas de berza o de acelga
1 pepino, pelado si no es orgánico
1 limón (amarillo), pelado si no es orgánico
1 trozo de una pulgada (2,54 cm) de raíz de jengibre
⅛ a ¼ de chile jalapeño pequeño, con las semillas removidas

Corte la fruta y la verdura para que quepa en el tubo de alimentación de su extractor. Procese la remolacha con tallo y hojas. Enrolle las hojas de berza o acelga y siga con la mitad del pepino. Añada los demás ingredientes y siga con el resto del pepino. Vierta el jugo en un vaso, revuelva y beba tan pronto como sea posible. Rinde 1 porción.

Mañana rosada picante

1 toronja rosada grande, pelada
1 trozo de una pulgada (2,54 cm) de raíz de jengibre

Corte la fruta y la verdura para que quepa en el tubo de alimentación de su extractor. Procese los ingredientes en su extractor y revuelva. Vierta en un vaso y beba tan pronto como sea posible. Rinde 1 porción.

Tónico primaveral vegetariano

El espárrago es un diurético natural que ayuda a sacar las toxinas del cuerpo y promueve la limpieza del riñón. Este jugo es un excelente tónico para los riñones, y es una gran manera de utilizar los tallos de espárrago.

1 tomate
1 pepino, pelado si no es orgánico
8 tallos de espárrago
1 limón (amarillo), pelado si no es orgánico

Corte la fruta y la verdura para que quepa en el tubo de alimentación de su extractor. Procese los ingredientes en su extractor y revuelva. Vierta en un vaso y beba tan pronto como sea posible. Rinde 1 a 2 porciones.

Jengibre saltarín con un giro

5 zanahorias medianas, bien fregadas, sin hojas o tallos y con ambos extremos recortados
1 manzana verde
1 trozo fresco de una pulgada (2,54 cm) de raíz de jengibre, pelado
½ limón (amarillo), pelado si no es orgánico

Corte la fruta y la verdura para que quepa en el tubo de alimentación de su extractor. Procese los ingredientes en su extractor y revuelva. Vierta en un vaso y beba tan pronto como sea posible. Rinde 1 porción.

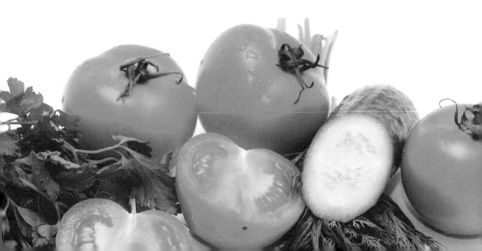

Energizante matutino

4 zanahorias, bien fregadas, sin hojas o tallos y con ambos extremos
   recortados
1 puñado de perejil
1 limón (amarillo), pelado si no es orgánico
1 manzana (las de variedades verdes tienen menos azúcar)
1 trozo fresco de dos pulgadas de raíz de jengibre, pelado

Corte la fruta y la verdura para que quepa en el tubo de alimentación de su extractor. Procese los ingredientes en su extractor y revuelva. Vierta en un vaso y beba tan pronto como sea posible. Rinde 1 porción.

El Waldorf

1 manzana verde
3 pencas de apio con hojas
1 limón (amarillo), pelado si no es orgánico

Corte la fruta y la verdura para que quepa en el tubo de alimentación de su extractor. Procese los ingredientes en su extractor y revuelva. Vierta en un vaso y beba tan pronto como sea posible. Rinde 1 porción.

Tomate y especias

2 tomates medianos
2 hojas verde oscuro
2 rábanos
1 pequeño manojo de perejil
1 lima (limón verde) o un limón (amarillo), pelado si no es orgánico
Un poco de salsa picante

Corte la fruta y la verdura para que quepa en el tubo de alimentación de su extractor. Procese los ingredientes en su extractor, agregue la salsa picante y revuelva. Vierta en un vaso y beba tan pronto como sea posible. Rinde 1 porción.

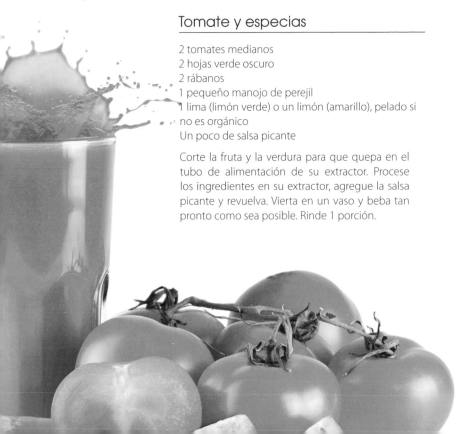

Tomate florentino

2 tomates
4 a 5 ramitas de albahaca
1 puñado grande de espinacas
1 limón (amarillo), pelado si no es orgánico

Procese un tomate en su extractor. Envuelva la albahaca con varias hojas de espinaca. Apague la máquina y añada los envoltorios de espinaca y albahaca. Vuelva a encender la máquina y empújelos suavemente para procesarlos. Procese el resto del tomate y el limón en su extractor. Revuelva el jugo, vierta en un vaso y beba tan pronto como sea posible. Rinde 1 porción.

Tiempo de verduras

4 zanahorias, bien fregadas, sin hojas o tallos y con ambos extremos
    recortados
1 nabo, bien fregado
1 limón (amarillo), pelado si no es orgánico
1 trozo de jícama de dos pulgadas, fregada o pelada si no es orgánica
1 puñado de berros
1 diente de ajo

Corte la fruta y la verdura para que quepa en el tubo de alimentación de su extractor. Procese los ingredientes en su extractor y revuelva. Vierta en un vaso y beba tan pronto como sea posible. Rinde 1 a 2 porciones.

Compañero para adelgazar

El jugo de pataca combinado con zanahoria y remolacha es un remedio tradicional para satisfacer el antojo de dulces y comida chatarra. La clave es tomar este jugo lentamente cuando tenga antojo de alimentos con alto contenido de grasa o carbohidratos.

3 a 4 zanahorias, bien fregadas, sin hojas o tallos y con ambos extremos
    recortados
1 pataca, bien fregada
1 pepino, pelado si no es orgánico
1 limón (amarillo), pelado si no es orgánico
½ remolacha pequeña, con tallo y hojas, bien fregada

Corte la fruta y la verdura para que quepa en el tubo de alimentación de su extractor. Procese los ingredientes en su extractor y revuelva. Vierta en un vaso y beba tan pronto como sea posible. Rinde 1 porción.

Cóctel "Eres amado"

3 zanahorias, bien fregadas, sin hojas o tallos y con ambos extremos recortados
2 pencas de apio con hojas
1 pepino, pelado si no es orgánico
1 puñado de espinacas
1 limón (amarillo), pelado si no es orgánico
½ remolacha, bien fregada, con tallos y hojas

Corte la fruta y la verdura para que quepa en el tubo de alimentación de su extractor. Procese los ingredientes en su extractor y revuelva. Vierta en un vaso y beba tan pronto como sea posible. Rinde 1 a 2 porciones.

¿QUIERE ADELGAZAR? ALCALINICE SU CUERPO

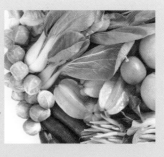

Mucha gente come un desayuno alto en azúcares que consiste en alimentos como jugo de naranja, tostadas, mermelada, miel, cereales endulzados, pan de dulce, rosquillas, bollos, waffles o tortitas de sartén (panqueques). Todo este azúcar promueve la acidez y fomenta el crecimiento de la levadura y los hongos, que producen ácido. Una condición demasiado ácida puede llevarlo a engordar y no ser capaz de adelgazar. Pero evitar el azúcar y los carbohidratos simples por sí solo no es la respuesta. Los alimentos del desayuno tradicional altos en proteínas como tortillas, queso, tocino, salchicha y carne también promueven niveles elevados de ácido en el cuerpo. Añádale a eso bebidas altamente ácidas tales como café, té negro, refrescos azucarados, alcohol y bebidas deportivas, y usted puede ver cuántos alimentos que generan ácido consume la gente a lo largo del día.

Tenga en mente que cuando digo que algo forma ácido, no necesariamente me estoy refiriendo al estado en el que se encuentra cuando usted lo come o lo bebe. Me estoy refiriendo al hecho de que después de que estos tipos de alimentos son metabolizados, dejan un residuo de ceniza. Como resultado de ingerir alimentos que forman ácido, junto con no comer suficientes verduras de hoja y otros alimentos vivos, muchas personas sufren de una condición conocida como acidosis suave, que es un pH fuera de balance que se inclina hacia la acidez. Esto significa que el cuerpo está luchando continuamente para mantener el equilibrio del pH.

Uno de los síntomas de la acidosis es el aumento de peso y la incapacidad de adelgazar. (Esto a menudo exacerba otro síntoma de la acidosis: dolor articular y muscular). La razón es que el cuerpo tiende a almacenar ácido en las células grasas y se aferra a esas células para proteger sus órganos y tejidos delicados. Incluso producirá más células grasas en las cuales almacenar ácido si es necesario. Para revertir este escenario, es importante alcalinizar su cuerpo. Comer verduras de hoja es una de las mejores maneras de hacer eso, y hacer y tomar jugos le da una forma fácil de consumir mucho más hojas verdes de las que podría masticar en un día.

Para darle a su cuerpo un gran comienzo en recuperar el equilibrio de su pH, asegúrese de que entre 60 y 80% de su dieta se componga de alimentos alcalinizantes como verduras crudas, jugos crudos, gramíneas como el pasto de trigo, fruta y verduras frescas, semillas crudas y nueces, y brotes. Limite fuertemente o evite consumir alimentos que forman ácido como carne, productos lácteos, chocolate, dulces, pan y todos los demás productos leudados, bebidas alcohólicas, bebidas gasificadas, bebidas deportivas, café y té negro.

Cuando se logra el equilibrio del pH, el cuerpo debe automáticamente volver a su peso ideal y saludable a menos que usted tenga otros problemas de salud. (Pero esos también se deben curar con el tiempo). A medida que el ambiente ácido sea neutralizado con alimentos alcalinos ricos en minerales, no habrá ninguna necesidad de que su cuerpo genere nuevas células de grasa para almacenar ácido, y como la grasa restante ya no es necesaria para almacenar residuos ácidos, simplemente se desvanece.

Comer alimentos alcalinizantes también es una manera excelente de restaurar su salud. Muchas enfermedades como el cáncer florecen en un estado ácido. Si remueve el ácido ya no les va tan bien. Una dieta alcalina también aumenta el nivel de su energía, mejora la piel, reduce las alergias, sostiene el sistema inmunológico e incrementa la claridad mental.

Capítulo 7

REMEDIOS Y REJUVENECEDORES EN JUGO

Una y otra vez en mis consultas como nutricionista he sido testigo del poder curativo del jugo fresco. Desde que escribí mi primer libro de jugos, *Juicing for Life* [Hacer y tomar jugos para vivir] en 1991, he vendido más de tres millones de libros sobre el tema de los jugos. Actualmente mi libro más popular sobre remedios con jugo, *The Juice Lady's Guide to Juicing for Health* [La guía de La Dama de los Jugos para recuperar su salud con jugos] cubre más de cincuenta dolencias diferentes y las terapias con jugo que, junto con la dieta, los suplementos y los cambios de estilo de vida, podrían ayudar a curar estas condiciones.

Este capítulo que cubre los remedios y los rejuvenecedores con jugo lo ayudará a comenzar el camino hacia la sanidad y el rejuvenecimiento. Si quiere hacer más para sanar su cuerpo, obtenga mi guía *The Juice Lady's Guide to Juicing for Health* [La guía de La Dama de los Jugos para recuperar su salud con jugos], que le ofrece el programa completo de dieta, los suplementos y los cambios de estilo de vida necesarios para la condición particular que esté enfrentando. ¿Los remedios con jugo realmente ayudan a sanar el cuerpo? Me gustaría compartir con usted la historia de Ann. Ella es una de miles de personas que han experimentado el poder curativo de hacer y tomar jugos.

Hace unos 19 años a Ann le diagnosticaron sarcoidosis pulmonar, que tiene que ver con inflamación y se caracteriza por las formación de diminutas bolitas de células (granulomas) en los pulmones. Tenía dificultad para respirar, muy poca energía para lograr las cosas y vértigo. También desarrolló un pólipo en sus senos paranasales. Tomaba antibióticos porque sus médicos pensaban que tenía una infección bacteriana, pero los antibióticos no la ayudaban. Entonces un día sintió que Dios la estaba dirigiendo para comer y beber una "dieta de alimentos vivos", como se explica en mis libros *The Juice Lady's Turbo Diet* [La dieta turbo de La Dama de los Jugos] y *The Juice Lady's Living Foods Revolution* [La revolución de alimentos vivos de La Dama de los Jugos].

Ella creyó que después de realizar este cambio en su dieta y estilo de vida, ella podría ser sanada.

Sin nada que perder, ella se embarcó en un programa de tres meses de alimentos vivos y jugos. Para su sorpresa dejó de sentirse cansada y débil, y mejoró su respiración. Todo el tiempo que siguió con los alimentos crudos y los jugos de vegetales, se sintió bien cada día. Si hacía trampa, aunque fuera un poco, se sentía enferma, como si tuviera una resaca de comida por la mañana. Un día un pariente la convenció de tomar medio vaso de vino. Se sintió realmente enferma al día siguiente y se dio cuenta de que no podía hacer trampa otra vez. Este programa de alimentos vivos tenía que ser su forma de vida.

Ann dijo que están sucediendo cosas increíbles en su cuerpo. Por ejemplo, ella tenía una "abolladura" en su cabeza, con un nudo o protuberancia en el medio. Ahora se está llenando el hueco y la protuberancia se está encogiendo. Recientemente se puso sus "skinny jeans" y se dio cuenta de que sus muslos eran más delgados y de que los pantalones le quedaban muy bien. Pero la mejor parte es que sus pulmones están sanando. Aunque no estén completamente sanados, están mejorando con cada día. ¿Puede seguir con esta dieta? Me encanta lo que respondió: "¡Nada sabe mejor que la buena salud!". Espero que las siguientes recetas lo ayuden a establecer un camino hacia la buena salud también.

Potenciador suprarrenal

Los chiles y el perejil son ricos en vitamina C; el apio es una fuente excelente de sodio natural. Ambos son sumamente beneficiosos para las glándulas suprarrenales.

1 puñado de perejil
1 hoja de lechuga verde oscuro
4 zanahorias, bien fregadas, sin hojas o tallos y con ambos extremos recortados
2 tomates
2 pencas de apio con hojas
Un poco de salsa picante
1 pizca de sal marina celta

Corte la fruta y la verdura para que quepa en el tubo de alimentación de su extractor. Envuelva el perejil con la hoja de lechuga y páselo lentamente por el extractor. Procese el resto de los ingredientes, agregue la salsa picante y la sal marina, y revuelva. Vierta en un vaso y beba tan pronto como sea posible. Rinde 2 porciones.

Remedio para las alergias

El perejil es un conocido "remedio popular" para los ataques de alergia. Esta receta de jugo una vez salvó a mi esposo después de una reacción alérgica a las nueces. Yo nunca descarto los remedios populares.

1 manojo grande de perejil
¼ a ½ limón (amarillo) pequeño (o ¼ a ½ medio limón de tamaño normal), lavado o pelado si no es orgánico
2 a 3 zanahorias, bien fregadas, sin hojas o tallos y con ambos extremos recortados
2 pencas de apio con hojas
1 pepino, pelado si no es orgánico

Corte la fruta y la verdura para que quepa en el tubo de alimentación de su extractor. Junte el perejil y añádalo al extractor antes de encenderlo. Luego añada el limón y coloque el émbolo en su lugar. Encienda la máquina y procese los ingredientes restantes. Revuelva y sirva en un vaso. Bébalo tan pronto como sea posible. Rinde 1 porción.

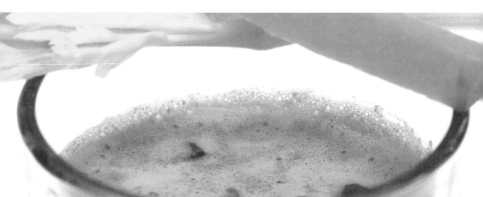

Rejuvenecedor antienvejecimiento

El pepino y el pimiento morrón son buenas fuentes del mineral traza de silicio, que se recomienda para reafirmar la piel. Se ha demostrado que el silicio reduce los signos del envejecimiento, incluyendo mejorar el grosor de la piel y reducir las arrugas.

1 pepino, pelado si no es orgánico
1 chirivía
2 a 3 zanahorias, bien fregadas, sin hojas o tallos y con ambos extremos
    recortados
½ limón (amarillo), pelado si no es orgánico
¼ de pimiento morrón verde con las semillas y las membranas

Corte la fruta y la verdura para que quepa en el tubo de alimentación de su extractor. Procese los ingredientes en su extractor y revuelva. Vierta en un vaso y beba tan pronto como sea posible. Rinde 1 a 2 porciones.

Cóctel ansiolítico

Como indiqué en el capítulo 4, el magnesio es conocido como el "Valium de la naturaleza". Si es propenso a ataques de ansiedad, incluya un montón de vegetales ricos en magnesio tales como las hojas de remolacha, las espinacas, el perejil, las hojas de diente de león, el brócoli, la coliflor, la zanahoria y el apio en sus jugos.

3 a 4 zanahorias, bien fregadas, sin hojas o tallos y con ambos extremos
    recortados
2 pencas de apio con hojas
1 puñado de espinacas
1 hoja de lechuga verde oscuro
1 tallo de brócoli
1 limón (amarillo), pelado si no es orgánico

Corte la fruta y la verdura para que quepa en el tubo de alimentación de su extractor. Procese los ingredientes en su extractor y revuelva. Vierta en un vaso y beba tan pronto como sea posible. Rinde 1 porción.

Auxiliar de la artritis

El jengibre tiene propiedades antiinflamatorias que pueden ayudar a reducir el dolor artrítico en las articulaciones y ayuda a combatir el daño por oxidación en las articulaciones.

1 puñado de perejil de hoja plana
1 hoja de lechuga verde oscuro
3 a 4 zanahorias, bien fregadas, sin hojas o tallos y con ambos extremos
    recortados

2 pencas de apio con hojas
1 trozo de una pulgada (2,54 cm) de raíz de jengibre
1 limón (amarillo), pelado si no es orgánico

Corte la fruta y la verdura para que quepa en el tubo de alimentación de su extractor. Envuelva el perejil con la hoja de lechuga y páselo lentamente por el extractor. Procese el resto de los ingredientes en su extractor y revuelva. Vierta en un vaso y beba tan pronto como sea posible. Rinde 1 porción.

¡Qué ojos tan brillantes!

Las moras son muy ricas en antioxidantes que ayudan a combatir los trastornos degenerativos oculares. También ayudan a mejorar la visión. Usted puede también ayudar a prevenir trastornos oculares evitando el azúcar. Comer demasiada azúcar promueve la hinchazón del cristalino y aumenta el riesgo de daño por radicales libres a los ojos.

1 bolsa de té herbal Wild Berry Zinger™
½ taza de zarzamoras, frescas o descongeladas si están congeladas
½ taza de arándanos azules, frescos o descongelados si están congelados
1 puñado de espinacas
1 hoja de lechuga verde oscuro
¼ de cucharadita de extracto puro de frambuesa

Coloque una bolsa de té de Wild Berry Zinger en una taza de agua caliente unos veinte minutos, o hasta que el té esté fuerte y sabroso. Póngalo a un lado y deje que se enfríe. Con el extractor apagado vierta las moras en él. Vuelva a encender la máquina y procese las moras. Envuelva la espinaca en la hoja de lechuga y páselo por el extractor. Procese los ingredientes restantes y se combínelo con el té herbal y el extracto de frambuesa. Revuelva y sirva tan pronto como sea posible. Rinde 1 a 2 porciones.

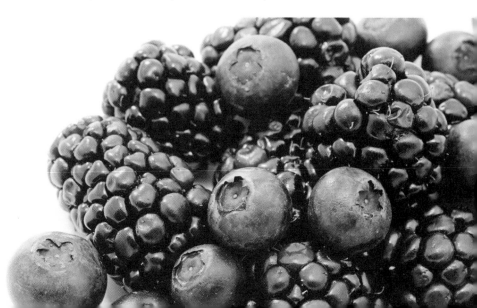

Auxiliar del asma

El rábano es un remedio tradicional para el asma.

5 zanahorias, bien fregadas, sin hojas o tallos y con ambos extremos recortados
5 a 6 rábanos con hojas
1 manzana verde
½ limón (amarillo), pelado si no es orgánico

Corte la fruta y la verdura para que quepa en el tubo de alimentación de su extractor. Procese los ingredientes en su extractor. Revuelva y sirva en un vaso. Sírvalo a temperatura ambiente o frío, según se desee. Rinde 1 porción.

Tónico sanador de la vejiga

Se ha probado en estudios científicos que el jugo de arándano rojo detiene las infecciones de la vejiga. Tiene sustancias —taninos y ácido hipúrico— que evitan que las bacterias se adhieran a la pared de la vejiga. El perejil ayuda a disminuir la inflamación de la vejiga.

2 manzanas verdes orgánicas
½ taza de arándanos rojos, frescos o descongelados si están congelados
1 pequeño manojo de perejil
1 hoja de lechuga verde oscuro
1 limón (amarillo) pequeño, pelado si no es orgánico

Corte la fruta y la verdura para que quepa en el tubo de alimentación de su extractor. Procese una manzana. Apagar la máquina, agregue los arándanos rojos, vuelva a colocar el émbolo en su lugar, encienda la máquina y procese las moras. Envuelva el perejil con la hoja de lechuga y procéselo lentamente. Siga con el limón y con la segunda manzana. Revuelva y vierta en un vaso; beba tan pronto como sea posible. Rinde 1 porción.

Cóctel constructor de sangre

Las remolachas, las hojas de diente de león y el perejil son muy ricos en hierro y son buenos tónicos para su sangre. También son ricos en vitamina C, que trabaja con el hierro para hacer que se absorba con mayor facilidad. Las hojas de diente de león son bastante amargas, así que no espere que este combo de jugo tenga un sabor delicioso. Pero es excelente para su cuerpo. Generalmente tomo agua después de beberlo. También le puede añadir un par de gotas de stevia para mejorar el sabor.

1 pepino, pelado si no es orgánico
1 puñado de hojas de diente de león
3 a 4 zanahorias, bien fregadas, sin hojas o tallos y con ambos extremos recortados
½ limón (amarillo), pelado si no es orgánico

Corte la fruta y la verdura para que quepa en el tubo de alimentación de su extractor. Comience procesando medio pepino, luego añada las hojas de diente de león, seguidas por las zanahorias, el limón y el pepino restante. Revuelva el jugo y vierta en un vaso. Beba tan pronto como sea posible. Rinde 1 a 2 porciones.

Constructor de huesos

Una deficiencia de cobre puede resultar en huesos frágiles. Las zanahorias, el ajo, el jengibre y los nabos son muy ricos en cobre.

1 puñado de perejil
1 hoja de col rizada
1 nabo, bien fregado
1 limón (amarillo), pelado si no es orgánico
4 zanahorias, bien fregadas, sin hojas o tallos y con ambos extremos recortados
1 diente de ajo con cáscara, lavado (opcional)

Corte la fruta y la verdura para que quepa en el tubo de alimentación de su extractor. Envuelva el perejil con la hoja de col rizada y páselo lentamente por el extractor. Procese el resto de los ingredientes en su extractor y revuelva. Vierta en un vaso y beba tan pronto como sea posible. Rinde 1 a 2 porciones.

Auxiliar cerebral

Haga jugo alimentos ricos en zinc como la raíz de jengibre, el perejil y la zanahoria. La deficiencia de zinc ha demostrado ser un gran problema a medida que la gente envejece y ha estado implicado en la enfermedad de Alzheimer. Las personas con síntomas de la enfermedad de Alzheimer que reciben suplementos de cinc han mostrado mejoría en su memoria, socialización y comunicación.

1 puñado de perejil
1 hoja de lechuga verde oscuro
3 zanahorias, bien fregadas, sin hojas o tallos y con
    ambos extremos recortados
1 manzana
1 trozo de una pulgada (2,54 cm) de raíz de jengibre

Corte la fruta y la verdura para que quepa en el tubo de alimentación de su extractor. Envuelva el perejil con la hoja de lechuga y páselo lentamente por el extractor. Procese en su extractor los ingredientes restantes. Revuelva y sirva en un vaso. Beba tan pronto como sea posible. Rinde 1 porción.

Sanador de moretones

Si le salen moretones fácilmente, es una señal de que probablemente tenga deficiencia de vitamina C. La vitamina C y los bioflavonoides trabajan juntos para ayudar a fortalecer las paredes capilares. Para mejorar su ingesta de vitamina C, asegúrese de comer alimentos como moras, limón, lima y verduras de hoja verde oscuro como la col rizada y el perejil.

1 pepino, pelado si no es orgánico
1 puñado de perejil
4 hojas verde oscuro como acelga, col rizada o brezo
1 taza de arándanos azules (si están congelados, descongélelos primero)
1 manzana (las variedades verdes son más bajas en azúcar)
1 lima (limón verde) o un limón (amarillo), pelado si no es orgánico

Corte la fruta y la verdura para que quepa en el tubo de alimentación de su extractor de jugos. Procese medio pepino. Envuelva el perejil en una hoja verde y procéselo con la otra mitad del pepino. Apague la máquina y vierta moras en ella, luego coloque el émbolo en su lugar. Vuelva a encender la máquina y procese las moras. Luego procese la manzana, el limón y las hojas verdes restantes. Revuelva el jugo y beba tan pronto como sea posible. Rinde 2 porciones.

Cóctel de calcio

La col rizada y el perejil son fuentes excelentes de un tipo de calcio que se absorbe con mucha facilidad.

1 puñado de perejil
2 a 3 hojas de col rizada
1 pepino, pelado si no es orgánico
1 penca de apio con hojas
½ limón (amarillo), pelado si no es orgánico
1 trozo de una pulgada (2,54 cm) de raíz de
    jengibre, fregado o pelado si está viejo
½ limón (amarillo), pelado si no es orgánico
1 trozo de una pulgada (2,54 cm) de raíz de
    jengibre, fregado o pelado si está viejo

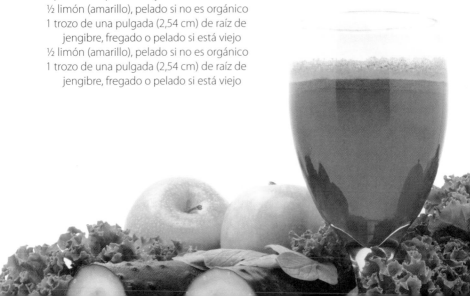

Corte la fruta y la verdura para que quepa en el tubo de alimentación de su extractor. Envuelva el perejil con una hoja de col rizada y páselo lentamente por el extractor. Procese el resto de los ingredientes en su extractor y revuelva. Vierta en un vaso y beba tan pronto como sea posible. Rinde 1 a 2 porciones.

Tónico contra el cáncer

Los vegetales crucíferos como el repollo son conocidos por combatir el cáncer. El repollo contiene una alta concentración de indol-3-carbinol y oltipraz: dos fitonutrientes que ayudan a proteger de una amplia variedad de cánceres y a combatirlos.

¼ de repollo verde pequeño (el repollo de primavera o verano es mejor)
1 limón (amarillo), pelado si no es orgánico
4 pencas de apio con hojas
2 zanahorias, bien fregadas, sin hojas o tallos y con ambos extremos recortados

Corte la fruta y la verdura para que quepa en el tubo de alimentación de su extractor. Procese los ingredientes en su extractor y revuelva. Vierta en un vaso y beba tan pronto como sea posible. Rinde 1 porción.

Cóctel de rúcula contra el cáncer y bloqueador de daño solar

Libra por libra la rúcula es uno de los alimentos anticáncer *más* potentes. Algunos de sus fitoquímicos, como los glucosinolatos y los sulforafanes, son responsables de estimular las enzimas que ayudan al cuerpo a limpiarse de toxinas y carcinógenos. También contiene carotenos que pueden proteger contra el daño del sol, enfermedades del corazón y cáncer. Además, estos nutrientes mejoran la comunicación entre las células, algo que puede desempeñar un papel importante en la función celular saludable.

1 pepino, pelado si no es orgánico
1 puñado de rúcula
2 costillas de apio con hojas
1 trozo de una pulgada (2,54 cm) de raíz de jengibre
1 limón (amarillo), pelado si no es orgánico

Corte el pepino por la mitad. Procese medio pepino. Haga un manojo de rúcula y pásela por el extractor con la otra mitad del pepino seguido del apio, el jengibre y el limón. Revuelva el jugo y beba tan pronto como sea posible. Rinde 1 porción.

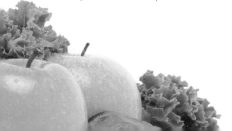

Cóctel eliminador de colesterol

Se ha demostrado en numerosos estudios científicos que la raíz de jengibre reduce la inflamación. Es la inflamación, y no colesterol, la que ahora está implicada en las enfermedades cardiacas. Pero si está buscando reducir el LDL, haga jugo una manzana junto con la raíz de jengibre. Las manzanas contienen antioxidantes que ayudan a detener la oxidación del LDL. El LDL que es perjudicial es el oxidado, y no el LDL regular. Todos los análisis de sangre deben distinguir entre uno y otro para ser considerados confiables.

5 zanahorias medianas, bien fregadas, sin hojas o tallos y con ambos extremos recortados
2 pencas de apio con hojas
2 hojas de col rizada
1 manzana verde Granny Smith o Newton Pippin
1 trozo de una pulgada (2,54 cm) de raíz de jengibre, fregado o pelado si está viejo

Corte la fruta y la verdura para que quepa en el tubo de alimentación de su extractor. Procese los ingredientes en su extractor y revuelva. Vierta en un vaso y beba tan pronto como sea posible. Rinde 1 a 2 porciones.

Búster frío

La toronja está repleta de vitamina C y bioflavonoides, especialmente la parte blanca tersa. Estos nutrientes le dan apoyo a las células inmunes. La zanahoria es rica en betacaroteno, otro superalimento para las células inmunes. La raíz de jengibre fresco está repleta de cinc, que es vital para el sistema inmune. En la medicina china la raíz de jengibre se utiliza para el tratamiento de los resfriados. La pimienta de Cayena actúa como descongestionante y expectorante. ¡Líbrese del resfriado bebiendo!

1 toronja, pelada
1 zanahoria, bien fregada, sin hojas o tallos y con ambos extremos recortados
2 a 3 hojas de col rizada
1 trozo de una pulgada (2,54 cm) de raíz de jengibre
1 pizca de pimienta de Cayena

Corte la fruta y la verdura para que quepa en el tubo de alimentación de su extractor. Procese los ingredientes en su extractor, agregue la pimienta de Cayena y revuelva. Vierta en un vaso y beba tan pronto como sea posible. Rinde 1 porción.

Cóctel limpiador de colon

Las manzanas son buenas fuentes de fibra soluble, que es sumamente beneficiosa para el colon.

2 manzanas verdes
½ limón (amarillo), pelado si no es orgánico
1 puñado de espinacas
1 puñado de perejil
2 hojas de lechuga verde oscuro

Corte la fruta y la verdura para que quepa en el tubo de alimentación de su extractor. Procese los ingredientes en su extractor y revuelva. Vierta en un vaso y beba tan pronto como sea posible. Rinde 1 porción.

Auxiliar para la congestión

En la medicina china las hojas de mostaza proporcionan lo que se conoce como "energía caliente," que es buena para la congestión y la mala circulación.

3 zanahorias, bien fregadas, sin hojas o tallos y con ambos extremos recortados
2 pencas de apio con hojas
2 a 3 hojas de mostaza
1 pepino, pelado si no es orgánico
1 manzana (las variedades verdes son más bajas en azúcar)

Corte la fruta y la verdura para que quepa en el tubo de alimentación de su extractor. Procese las zanahorias y el apio. Enrolle las hojas de mostaza y colóquelas en el extractor. Procese las hojas con el pepino y la manzana. Revuelva el jugo y beba tan pronto como sea posible. Rinde 1 a 2 porciones.

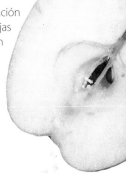

Alivio del estreñimiento

Las manzanas y las peras son excelentes fuentes de fibra, que es muy beneficiosa para la buena salud del colon.

2 ciruelas descarozadas
2 pencas de apio con hojas
1 manzana
1 pera
½ pepino, pelado si no es orgánico

Corte la fruta y la verdura para que quepa en el tubo de alimentación de su extractor. Procese los ingredientes en su extractor y revuelva. Vierta en un vaso y beba tan pronto como sea posible. Rinde 2 porciones.

EL PODER DE LOS ALIMENTOS VIVOS

En un estudio se encuestó a quinientas personas que llevaban una dieta de alimentos vivos y encontraron que comer un alto porcentaje de alimentos vivos ayudó a más de 80% de los encuestados a adelgazar. ¡Pero este fue solo el comienzo de su revolución de salud! Los encuestados también reportaron una mejoría significativa en la calidad de su sueño y la condición de su piel, cabello, uñas y numerosas condiciones de salud. Los resultados del estudio también mostraron un mejor sentido de la vista, oído, olfato y gusto gracias a una dieta de alimentos vivos.[1]

Eliminador de antojos

Los antojos de azúcar y carbohidratos pueden reducirse con alimentos ricos en cromo como las manzanas, las chirivías, las espinacas, las zanahorias, la lechuga, las habichuelas y el repollo.

1 manzana verde
1 chirivía pequeña
3 a 4 zanahorias, bien fregadas, sin hojas o tallos y con ambos extremos recortados
2 hojas de lechuga verde oscuro
1 puñado de espinacas

Corte la fruta y la verdura para que quepa en el tubo de alimentación de su extractor. Procese los ingredientes en su extractor y revuelva. Vierta en un vaso y beba tan pronto como sea posible. Rinde 1 a 2 porciones.

Fulmina depresiones

La deficiencia de sodio en realidad genera síntomas que son muy parecidos a los de la depresión. Pero la sal de mesa no es una buena opción. Use solamente sal marina celta o sal del Himalaya, y haga jugo con muchas verduras ricas en sodio como el apio, la acelga, las hojas de remolacha y la espinaca.

4 pencas de apio con hojas
1 manzana verde

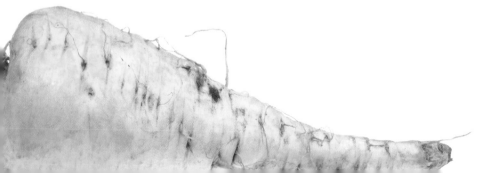

1 limón (amarillo) mediano, pelado si no orgánico
1 puñado de espinacas
1 a 2 hojas de acelga

Corte la fruta y la verdura para que quepa en el tubo de alimentación de su extractor. Procese los ingredientes en su extractor y revuelva. Vierta en un vaso y beba tan pronto como sea posible. Rinde 1 a 2 porciones.

Auxiliar para la digestión

El jugo de hinojo es conocido por ayudar a la digestión y aliviar el gas. La raíz de jengibre es carminativa.

3 tallos de hinojo con el bulbo y sus frondas
1 pepino, pelado si no es orgánico
1 pera
1 trozo de una pulgada (2,54 cm) de raíz de jengibre

Corte la fruta y la verdura para que quepa en el tubo de alimentación de su extractor. Procese los ingredientes en su extractor y revuelva. Vierta en un vaso y beba tan pronto como sea posible. Rinde 1 a 2 porciones.

Cóctel diurético

El limón, el perejil, el pepino y el espárrago son diuréticos naturales.

1 tomate mediano madurado en la planta
½ limón (amarillo) pequeño o mediano, lavado o pelado si no es orgánico
1 pequeño manojo de perejil
1 hoja de lechuga verde oscuro
1 pepino, pelado si no es orgánico
4 tallos de espárrago

Corte la fruta y la verdura para que quepa en el tubo de alimentación de su extractor. Procese el tomate y el limón en su extractor. Envuelva el perejil con la hoja de lechuga y páselo lentamente por el extractor. Siga con el pepino y los espárragos. Revuelva, vierta en un vaso y beba tan pronto como sea posible. Rinde 1 porción.

Reabastecedor de electrólitos

Este jugo, rico en antioxidantes, repone los electrolitos y está repleto de vitamina C, bioflavonoides, minerales y fitonutrientes, y es libre de ingredientes artificiales, azúcares y otros aditivos indeseables que están presentes en las bebidas de reposición de electrolitos comerciales.

1 naranja, pelada
2 hojas de col rizada, acelga o col
1 manzana
1 limón (amarillo), pelado si no es orgánico
1 lima (limón verde), pelada si no es orgánica
½ cucharadita de ácido ascórbico (vitamina C en polvo)
¼ de cucharadita de sal marina celta

Corte la fruta y la verdura para que quepa en el tubo de alimentación de su extractor. Procese todos los ingredientes, agregue el ácido ascórbico y la sal, y revuelva. Vierta en dos vasos y beba tan pronto como sea posible. Rinde 2 porciones.

Auxiliar de la fibromialgia

Las manzanas y los arándanos rojos son fuentes ricas de ácido málico. Las personas que sufren de dolores por fibromialgia han demostrado baja presión de oxígeno músculo-tejido en los músculos afectados. El ácido málico ha demostrado ser beneficioso para revertir esta situación. Los niveles de magnesio también son bajos en la fibromialgia, así que es una buena idea para los que sufren de fibromialgia incluir verduras con grandes hojas verde oscuro ricas en magnesio en sus dietas.

1 taza de arándanos rojos (descongelados si estaban congelados)
1 pepino, pelado si no es orgánico
3 hojas de acelga o col rizada
1 manzana verde

Corte la fruta y la verdura para que quepa en el tubo de alimentación de su extractor. Apague el extractor y vierta en él los arándanos rojos, luego tápelo con el émbolo. Vuelva a encender la máquina y procese las moras. Luego procese el resto de los ingredientes en su extractor y revuelva. Vierta en un vaso y beba tan pronto como sea posible. Rinde 1 porción.

Combate gripes

El ajo es el antibiótico natural de la naturaleza.

1 manojo de berros o perejil
1 hoja de lechuga verde oscuro
1 nabo, fregado, con los extremos recortados (puede incluir las hojas)
3 zanahorias, bien fregadas, sin hojas o tallos y con ambos extremos
    recortados
1 a 2 dientes de ajo (no hay necesidad de pelarlo)
½ limón (amarillo), pelado si no es orgánico
½ manzana verde como la Granny Smith o la Newton Pippin

Junte el berro o el perejil y envuélvalo en la hoja de lechuga. Corte la fruta y la verdura para que quepa en el tubo de alimentación de su extractor. Pase el envoltorio de lechuga lentamente por el extractor, y siga con el resto de los ingredientes. Revuelva el jugo, vierta en un vaso y beba tan pronto como sea posible. Rinde 1 porción.

Cóctel rico en ácido fólico

¿Está planeando quedar embarazada? El ácido fólico es importante para prevenir defectos de nacimiento. Las chirivías son ricas en ácido fólico. Esta vitamina B también desempeña un papel en la reducción de las enfermedades del corazón y puede ayudar a prevenir la demencia y la osteoporosis.

2 a 3 zanahorias, bien fregadas, sin hojas o tallos y con ambos extremos
    recortados
1 pepino, pelado si no es orgánico
1 chirivía pequeña
1 limón (amarillo), pelado si no es orgánico

Corte la fruta y la verdura para que quepa en el tubo de alimentación de su extractor. Procese los ingredientes en su extractor y revuelva. Vierta en un vaso y beba tan pronto como sea posible. Rinde 1 porción.

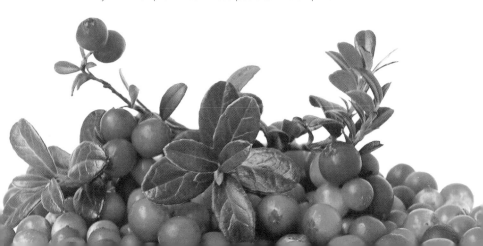

Revitalizador de la vesícula biliar

El repollo morado, la remolacha con sus hojas, los limones, las manzanas y la raíz de jengibre son todos alimentos buenos para el hígado y la vesícula biliar porque ayudan a limpiar y apoyar el hígado.

3 a 4 zanahorias, bien fregadas, sin hojas o tallos y con ambos extremos recortados
½ remolacha con tallos y hojas, bien fregada
1 limón (amarillo), pelado si no es orgánico
½ manzana verde [se refiere al tipo de manzana y no al grado de maduración]
¼ de repollo morado
1 trozo de una pulgada (2,54 cm) de raíz de jengibre

Corte la fruta y la verdura para que quepa en el tubo de alimentación de su extractor. Procese los ingredientes en su extractor y revuelva. Vierta en un vaso y beba tan pronto como sea posible. Rinde 1 a 2 porciones.

Cóctel solvente de cálculos biliares

El magnesio puede ayudar a prevenir y a disolver los cálculos biliares. Una forma de aliviar un ataque de la vesícula biliar es beber un vaso de agua al comienzo del ataque. Siga con una toma de magnesio, luego una hora más tarde beba un líquido amargo como el agua amarga sueca y/o un jugo verde amargo como el jugo de diente de león. Los sabores amargos estimulan el flujo de la bilis.

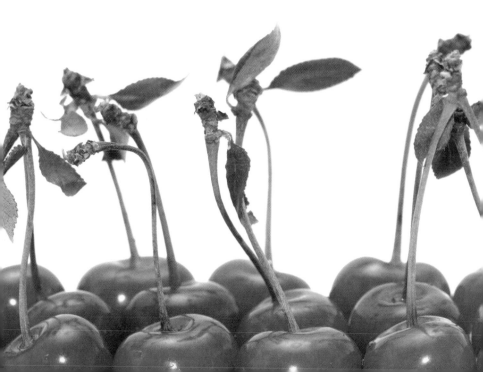

1 manzana verde (las variedades verdes tienen menos azúcar)
3 a 4 verduras de hoja verde oscuro frondosas (ricas en magnesio) como la
   acelga o las hojas de berza
1 pepino, pelado si no es orgánico
1 limón (amarillo), pelado si no es orgánico
1 zanahoria, bien fregada, sin hojas o tallos y con ambos extremos recortados
Varias verduras de hoja amargas como las hojas de diente de león, la rúcula o
   la mostaza

Corte la fruta y la verdura para que quepa en el tubo de alimentación de su extractor. Procese la manzana, y luego enrolle las hojas verdes y empújelas a través del tubo de alimentación. Procese el resto de los ingredientes en su extractor y revuelva. Vierta en un vaso y beba tan pronto como sea posible. Rinde 1 porción.

Cóctel buenos días

Alegre su humor matutino con hinojo. El jugo de hinojo se ha utilizado como tónico tradicional para ayudar al cuerpo a liberar endorfinas—los péptidos que nos hacen "sentir bien"—del cerebro al torrente sanguíneo. Las endorfinas ayudan a disminuir la ansiedad y el miedo y generan un sentimiento de euforia.

½ manzana verde [se refiere al tipo de manzana y no al grado de maduración]
4 a 5 zanahorias, bien fregadas, sin hojas o tallos y con ambos extremos
   recortados
3 tallos de hinojo con el bulbo y sus frondas
½ pepino, pelado si no es orgánico
1 puñado de espinacas
1 hoja de lechuga verde oscuro
1 trozo de una pulgada (2,54 cm) de raíz de jengibre

Corte la fruta y la verdura para que quepa en el tubo de alimentación de su extractor. Procese los ingredientes en su extractor y revuelva. Vierta en un vaso y beba tan pronto como sea posible. Rinde 1 porción.

Combate gota

Se ha demostrado que las cerezas reducen los síntomas de la gota.

1 manzana verde
½ libra (226,8 g) de cerezas orgánicas, deshuesadas
2 pencas de apio con hojas
1 limón (amarillo), pelado si no es orgánico

Corte la fruta y la verdura para que quepa en el tubo de alimentación de su extractor. Procese los ingredientes en su extractor y revuelva. Vierta en un vaso y beba tan pronto como sea posible. Rinde 1 porción.

Eliminador de levadura de verduras de hoja y ajo

El ajo contiene una gran cantidad de compuestos que contienen azufre que exhiben propiedades antimicóticas muy potentes de amplio espectro.

1 puñado de perejil
3 hojas de col rizada
½ pepino mediano, pelado si no es orgánico
1 diente de ajo, sin pelar
3 zanahorias, bien fregadas, sin hojas o tallos y con ambos extremos
    recortados
2 pencas de apio con hojas

Envuelva el perejil con las hojas de col rizada y páselo lentamente por el extractor. Procese los ingredientes restantes, revuelva y vierta en un vaso. Beba tan pronto como sea posible. Rinde 1 a 2 porciones.

Cóctel feliz para limpiar el hígado

La remolacha se utiliza tradicionalmente para limpiar el hígado. Si usted tiene una sensibilidad al azúcar como la diabetes o la hipoglucemia, siempre diluya la remolacha y el jugo de zanahoria con pepino y otras verduras de hoja. Usted podría procesar solamente porciones muy pequeñas de remolacha y zanahoria si tiene problemas para metabolizar el azúcar.

3 zanahorias, bien fregadas, sin hojas o tallos y con ambos extremos
    recortados
1 pepino, pelado si no es orgánico
1 remolacha, con tallo y hojas, bien fregada
2 pencas de apio con hojas
1 puñado de perejil
1 hoja de lechuga verde oscuro
1 trozo de una a dos pulgadas de raíz de jengibre, fregado o pelado si está
    viejo
½ limón (amarillo), pelado si no es orgánico

Corte la fruta y la verdura para que quepa en el tubo de alimentación de su extractor. Procese los ingredientes en su extractor y revuelva. Vierta en un vaso y beba tan pronto como sea posible. Rinde 1 a 2 porciones.

Reparador de dolor de cabeza

Se ha demostrado que el melón y la raíz de jengibre reducen la adherencia de las plaquetas, que está relacionada con la migraña.

½ melón maduro con semillas, con la corteza removida
½ pepino, pelado si no es orgánico
1 trozo de una a dos pulgadas de raíz de jengibre, pelado

Corte la fruta y la verdura para que quepa en el tubo de alimentación de su extractor. Procese los ingredientes en su extractor y revuelva. Vierta en un vaso y beba tan pronto como sea posible. Rinde 1 porción.

Té curativo

Este té es muy bueno para el dolor de garganta, el resfriado, la influenza y las infecciones.

1 trozo de dos pulgadas de raíz de jengibre, hecho jugo
½ limón (amarillo) mediano, pelado si no orgánico, hecho jugo
2 tazas de agua purificada
1 cucharada de té de regaliz suelto o 1 bolsita de té herbal de regaliz
    (opcional)
4 a 5 clavos enteros
1 rama de canela, en trozos
1 pizca de cardamomo
1 pizca de nuez moscada

Coloque todos los ingredientes en una cacerola y hierva a fuego lento durante unos diez minutos. Cuele y beba mientras esté caliente. Rinde 1 porción.

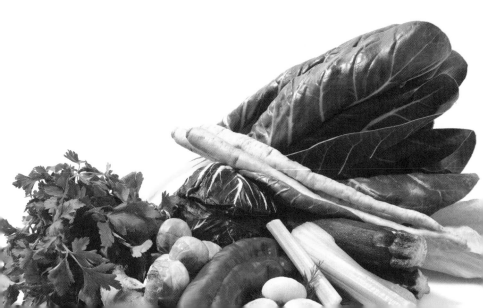

Soluciones de hueso sano

¿Quiere poner en forma sus huesos de manera natural? Incluya verduras de hoja verde oscuro frondosas que son ricas en calcio, como la col rizada, la acelga o la berza. También son ricos en nutrientes que operan sinérgicamente con el calcio como el boro, que previene la pérdida de calcio; el magnesio, que ayuda al calcio a entrar y salir de las células; y la vitamina K, que ayuda a fijar el calcio en los huesos.

1 manzana verde
1 puñado de perejil
2 a 3 hojas de col rizada
1 penca de apio con hojas
1 limón (amarillo), pelado si no es orgánico
½ trozo de una a dos pulgadas de raíz de jengibre, pelado

Corte la manzana en secciones que quepan en el tubo de alimentación del extractor. Envuelva el perejil con la col rizada y páselo lentamente por el extractor. Procese el resto de los ingredientes en su extractor y revuelva. Beba tan pronto como sea posible. Rinde 1 porción.

Auxiliar de hipertensión

Las remolachas, las zanahorias, las zarzamoras, el pepino, el perejil, el apio, el brócoli, la espinaca y las frambuesas son todos remedios tradicionales para bajar la presión arterial.

1 pepino, pelado si no es orgánico
2 hojas de acelga
1 manzana verde

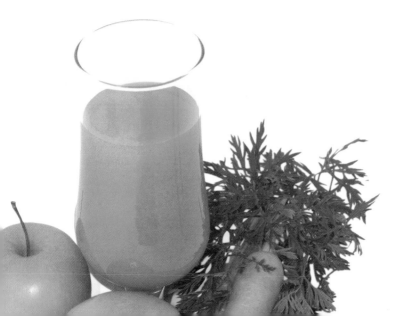

½ remolacha con hojas
1 taza de zarzamoras o frambuesas (descongeladas si estaban congeladas)
½ limón (amarillo), pelado si no es orgánico

Corte la fruta y la verdura para que quepa en el tubo de alimentación de su extractor. Procese los ingredientes en su extractor y revuelva. Vierta en un vaso y beba tan pronto como sea posible. Rinde 1 porción.

Apoyo inmunológico

Los estudios muestran que el ajo tiene un efecto semejante al de un antibiótico natural que es antibacteriano, antimicótico, antiparasitario y antiviral, pero debe consumirse crudo para tener este efecto. Así que hágalo jugo por su sistema inmune.[2]

1 puñado de berros
1 hoja de lechuga verde oscuro
5 zanahorias, bien fregadas, sin hojas o tallos y con ambos extremos
    recortados
1 manzana verde
1 diente de ajo grande con cáscara
1 pepino, pelado si no es orgánico

Corte la fruta y la verdura para que quepa en el tubo de alimentación de su extractor. Envuelva el berro con la hoja de lechuga y páselo lentamente por el extractor. Procese el resto de los ingredientes en su extractor y revuelva. Vierta en dos vasos y beba tan pronto como sea posible. Rinde 2 porciones.

Constructor del sistema inmune

La vitamina C es un nutriente importante para el sistema inmune. Incluya abundantes verduras y frutas ricas en vitamina C, como la col rizada, el perejil, la berza, las hojas de nabo, el brócoli, el berro, la espinaca, el limón y las bayas del saúco.

1 manojo de perejil o berros
2 a 3 hojas de col rizada o berza
1 taza de bayas del saúco o arándanos azules
1 manzana verde
½ pepino, pelado si no es orgánico
1 limón (amarillo), pelado si no es orgánico

Corte la fruta y la verdura para que quepa en el tubo de alimentación de su extractor. Envuelva el perejil o el berro con las hojas verdes y páselo por el extractor lentamente con medio pepino. Apague la máquina y vierta las moras en ella, luego coloque el émbolo en su lugar. Vuelva a encender la máquina y procese las moras en el extractor. Procese en su extractor los ingredientes restantes. Revuelva el jugo y beba tan pronto como sea posible. Rinde 2 porciones.

Auxiliar para el Jet Lag

Los cambios de zona horaria son muy estresantes para el cuerpo y especialmente para las glándulas suprarrenales. Si usted es viajero frecuente, es muy importante que usted le dé apoyo a sus glándulas suprarrenales con mucho sodio orgánico (apio y pepino), vitamina C (limón y perejil) y ácido pantoténico (la levadura nutricional es la mejor fuente).

1 pepino, pelado si no es orgánico
2 pencas de apio con hojas
1 limón (amarillo), pelado si no es orgánico
1 trozo de una pulgada (2,54 cm) de raíz de jengibre
½ cucharadita de ácido ascórbico (vitamina C en polvo)
1 pizca de levadura nutricional

Corte la fruta y la verdura para que quepa en el tubo de alimentación de su extractor. Procese todos los ingredientes, añada la vitamina C y la levadura nutricional y revuelva. Vierta en un vaso y beba tan pronto como sea posible. Rinde 1 porción.

Tónico del riñón

El espárrago es un remedio tradicional para limpiar la vejiga y los riñones, y el perejil ayuda a disminuir la inflamación e irritación en la vejiga y la uretra. También son dos buenos diuréticos.

1 puñado de perejil
1 hoja de lechuga verde oscuro
8 tallos de espárrago
2 a 3 zanahorias, bien fregadas, sin hojas o tallos y con ambos extremos recortados
1 pepino, pelado si no es orgánico
1 limón (amarillo) mediano lavado o pelado si no es orgánico
½ manzana verde

Corte la fruta y la verdura para que quepa en el tubo de alimentación de su extractor. Envuelva el perejil con la hoja de lechuga y páselo lentamente por el extractor. Procese en su extractor los ingredientes restantes. Vierta en un vaso y beba tan pronto como sea posible. Rinde 1 a 2 porciones.

Tónico para el hígado

Haga jugo muchos alimentos amigables con el hígado, como las hojas de diente de león, las zanahorias y el pepino.

1 puñado de hojas de diente de león
3 a 4 zanahorias, bien fregadas, sin hojas o tallos y con ambos extremos
    recortados
1 pepino, pelado si no es orgánico
½ limón (amarillo), pelado si no es orgánico

Corte la fruta y la verdura para que quepa en el tubo de alimentación de su extractor. Procese los ingredientes en su extractor. Revuelva el jugo, vierta en un vaso y beba tan pronto como sea posible. Rinde 1 porción.

Rejuvenecedor de pulmón

El jugo de nabo se ha utilizado como un remedio tradicional para fortalecer el tejido pulmonar.

1 puñado de berros
1 hoja de lechuga verde oscuro
1 nabo pequeño, bien fregado, sin tallos ni hojas,
    con los extremos recortados
1 trozo de 2 (5,08 cm) pulgadas jícama, bien
    fregado o pelado
2 a 3 zanahorias, bien fregadas, sin hojas ni tallos,
    con ambos extremos recortados
1 diente de ajo grande con cáscara
½ limón (amarillo), pelado si no es orgánico

Envuelva el berro con la hoja de lechuga; y páselo lentamente por el extractor. Corte la fruta y la verdura para que quepa en el tubo de alimentación de su extractor. Procese los ingredientes restantes. Revuelva el jugo, vierta en un vaso y beba tan pronto como sea posible. Rinde 1 porción.

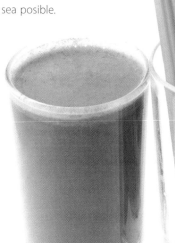

Cóctel de magnesio

La dieta estadounidense es muy baja en magnesio. Uno de los beneficios más importantes del magnesio es que reduce el riesgo de las enfermedades cardiovasculares. También es muy útil para la depresión, el insomnio y las migrañas. Procese muchas verduras de hoja ricas en magnesio como las hojas de la remolacha, la espinaca, la acelga, la col, el perejil y el diente de león.

1 puñado de perejil
3 a 4 hojas de acelga o berza
3 a 4 zanahorias, bien fregadas, sin hojas o tallos y con ambos extremos
   recortados
2 pencas de apio con tantas hojas como quiera
½ remolacha pequeña con hojas
1 limón (amarillo), pelado si no es orgánico

Corte la fruta y la verdura para que quepa en el tubo de alimentación de su extractor. Envuelva el perejil con las hojas verdes y páselo lentamente por el extractor. Procese el resto de los ingredientes en su extractor y revuelva. Vierta en un vaso y beba tan pronto como sea posible. Rinde 1 porción.

Cóctel reparador de la memoria

La colina es una vitamina B y un nutriente importante para los neurotransmisores del cerebro, que apoyan la memoria y la inteligencia. Procese muchos vegetales ricos en colina como las habichuelas, el repollo, la espinaca y la naranja.

2 tomates medianos madurados en la planta
1 limón (amarillo), pelado si no es orgánico
¼ de cabeza pequeña de repollo verde
8 a 10 habichuelas
1 puñado de espinacas
1 hoja de lechuga verde oscuro

Corte la fruta y la verdura para que quepa en el tubo de alimentación de su extractor. Procese los ingredientes en su extractor y revuelva. Vierta en un vaso y beba tan pronto como sea posible. Rinde 1 a 2 porciones.

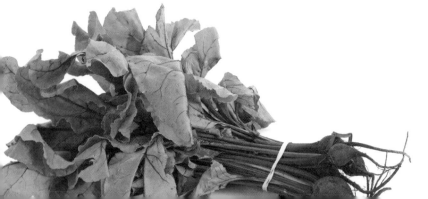

Auxiliar de la menopausia

Procese muchos alimentos amigables con el hígado como la remolacha, el apio, las zanahorias, la col rizada y el perejil porque el hígado es el órgano clave para el metabolismo de hormonas.

1 puñado de perejil
2 a 3 hojas de col rizada
3 zanahorias, bien fregadas, sin hojas o tallos y con ambos extremos
    recortados
2 pencas de apio con hojas
1 pepino, pelado si no es orgánico
½ remolacha con hojas
½ manzana verde [se refiere al tipo de manzana y no al grado de maduración]
1 limón (amarillo), pelado si no es orgánico

Corte la fruta y la verdura para que quepa en el tubo de alimentación de su extractor. Envuelva el perejil con las hojas de col rizada y páselo lentamente por el extractor. Procese el resto de los ingredientes en su extractor y revuelva. Vierta en dos vasos y beba tan pronto como sea posible. Rinde 2 porciones.

Tónico reparador del humor

El uso de antidepresivos se ha ligado con arterias más gruesas, lo cual podría contribuir con el riesgo de cardiopatía y derrame cerebral. Eleve su nivel de endorfinas naturalmente con alimentos como el hinojo. El jugo de hinojo ha sido utilizado como un remedio tradicional para ayudar al cuerpo a que libere endorfinas en el torrente sanguíneo. Las endorfinas son los péptidos del cerebro que nos hacen "sentir bien" y que ayudan a disminuir la ansiedad y el temor, así como a generar un sentimiento de euforia.

3 tallos de hinojo con los bulbos y sus frondas
3 a 4 zanahorias, bien fregadas, sin hojas o tallos y con ambos extremos
    recortados
2 pencas de apio con hojas
½ pera o ½ manzana
½ limón (amarillo), pelado si no es orgánico
1 trozo de una pulgada (2,54 cm) de raíz de jengibre, pelado

Corte la fruta y la verdura para que quepa en el tubo de alimentación de su extractor. Procese los ingredientes en su extractor y revuelva. Vierta en dos vasos y beba tan pronto como sea posible. Rinde 2 porciones.

Playa muscular

3 zanahorias, bien fregadas, sin hojas o tallos y con ambos extremos
recortados
2 tazas no muy apretadas de hojas tiernas de espinaca
1 pepino, pelado si no es orgánico
½ manzana verde [se refiere al tipo de manzana y no al grado de maduración]

Corte la fruta y la verdura para que quepa en el tubo de alimentación de su
extractor. Procese los ingredientes en su extractor y revuelva. Vierta en un
vaso y beba tan pronto como sea posible. Rinde 1 porción.

Rejuvenecedor de páncreas

El jugo de coles de Bruselas y habichuelas se han utilizado como remedios
tradicionales para ayudar a fortalecer y darle apoyo al páncreas. Bebe esta
receta de jugo antes de la comida. (Si esta bebida es demasiado fuerte,
dilúyala con un poco de agua). Para un mejor apoyo al páncreas, también
evite los carbohidratos refinados como los productos de harina blanca, el
azúcar de todo tipo, los refrescos azucarados y todos los dulces.

2 hojas de lechuga romana
1 pepino, pelado si no es orgánico
6 habichuelas
2 repollos de Bruselas
1 limón (amarillo), pelado si no es orgánico
1 tomate de bola grande madurado en la planta

Corte la fruta y la verdura para que quepa en el tubo de alimentación de su
extractor. Meta las hojas de lechuga romana en el tubo de alimentación y
empújelas con el pepino para procesarlas. Procese los ingredientes restantes,
finalizando con el tomate. Vierta en un vaso y beba tan pronto como sea
posible. Rinde 1 porción.

Desalojador de parásitos

El repollo y el rábano son alimentos antiparasitarios

¼ de cabeza pequeña de repollo verde
4 pencas de apio con hojas
5 zanahorias medianas, bien fregadas, sin hojas o tallos y con ambos extremos
recortados
3 rábanos con hojas

Corte la fruta y la verdura para que quepa en el tubo de alimentación de su
extractor. Procese los ingredientes en su extractor y revuelva. Vierta en un
vaso y beba tan pronto como sea posible. Rinde 1 porción.

Noquea parásitos

Incluya las semillas de la papaya cuando procese la papaya. Las semillas de papaya se han utilizado como un remedio tradicional para matar los parásitos intestinales. Un estudio de niños nigerianos que tenían parásitos intestinales encontró que más de 76% de los niños quedaron libres de parásitos después de siete días de tratamiento con semillas de papaya. Esto fue comparado con solo el 16,7% de los niños que recibieron un placebo.[3]

1 papaya con semillas, pelada
½ pepino, pelado si no es orgánico
2 pencas de apio con hojas
1 trozo de una pulgada (2,54 cm) de raíz de jengibre

Corte la fruta y la verdura para que quepa en el tubo de alimentación de su extractor. Procese los ingredientes en su extractor y revuelva. Vierta en un vaso y beba tan pronto como sea posible. Rinde 1 porción.

Auxiliar de la próstata

Se ha demostrado que el jugo de tomate inhibe la actividad de una enzima que está conectada con el agrandamiento benigno de la próstata (HBP).

2 tomates madurados en la planta
4 a 5 ramitas de albahaca
1 puñado grande de espinacas
2 hojas de lechuga verde oscuro
1 limón (amarillo), pelado si no es orgánico

Procese un tomate en su extractor. Envuelva la albahaca y la espinaca en las hojas de lechuga y procese empujando los envoltorios a través de la máquina lentamente. Procese en su extractor los ingredientes restantes. Revuelva el jugo, vierta en un vaso y beba tan pronto como sea posible. Rinde 1 porción.

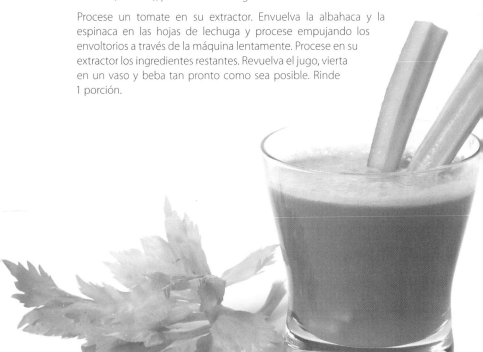

Terapia para la artritis reumatoide

El jugo de diente de león es un remedio tradicional para curar la artritis reumatoide. Beber ½ taza por la mañana y ½ taza por la tarde para ayudar a aliviar el dolor de la artritis. Como el sabor es muy fuerte, se aconseja diluir con otros jugos o con agua de coco (mi favorito).

1 manojo grande de hojas de diente de león

Procese suficientes hojas de diente de león en su extractor para hacer ½ taza de jugo. Diluya con otro jugo o con agua de coco según prefiera. Beba tan pronto como sea posible. Rinde 1 porción.

Adiós sinusitis

El jugo de rábano es un remedio tradicional para abrir los senos paranasales y fortalecer las membranas mucosas.

2 tomates madurados en la planta
½ pepino, pelado si no es orgánico
6 rábanos con sus hojas verdes
½ lima (limón verde), pelada si no es orgánica

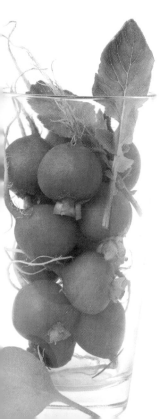

Corte la fruta y la verdura para que quepa en el tubo de alimentación de su extractor. Procese los ingredientes en su extractor y revuelva. Vierta en un vaso y beba tan pronto como sea posible. Rinde 1 porción.

Sueño rejuvenecedor

El apio tiene un efecto calmante y la lechuga es un sedante natural.

2 hojas de lechuga romana
2 pencas de apio con hojas
1 limón (amarillo), pelado si no es orgánico
5 zanahorias medianas, bien fregadas, sin hojas ni tallos, con los extremos recortados
4 grumos de coliflor, lavados

Corte la fruta y la verdura para que quepa en el tubo de alimentación de su extractor. Procese los ingredientes en su extractor y revuelva. Vierta en un vaso y beba tan pronto como sea posible. Rinde 1 porción.

Cóctel de primavera

Rejuvenezca su sistema con verduras de primavera que limpian el cuerpo de los efectos de los pesados alimentos invernales. El espárrago es un diurético natural que ayuda a limpiar su cuerpo de toxinas y promueve la limpieza del riñón.

2 tomates madurados en la planta
1 pepino, pelado si no es orgánico
8 tallos de espárrago
1 puñado de ortigas, recién recogidas a principios de la primavera
1 limón (amarillo), pelado si no es orgánico

Corte la fruta y la verdura para que quepa en el tubo de alimentación de su extractor. Procese los ingredientes en su extractor y revuelva. Vierta en un vaso y beba tan pronto como sea posible. Rinde 1 a 2 porciones.

Dulces sueños

La deficiencia de magnesio puede causar que despierte después de unas pocas horas de sueño y que no pueda volver a conciliar el sueño. Para incrementar su ingesta de magnesio, haga jugo abundantes alimentos ricos en magnesio como espinaca, perejil, hojas de diente de león, ajo, zarzamora, remolacha, brócoli, zanahoria y apio.

1 pequeño manojo de perejil
2 hojas de lechuga verde oscuro
1 taza de zarzamoras, (descongelados si estaban congeladas)
3 zanahorias, bien fregadas, sin hojas o tallos y con ambos extremos
    recortados
1 puñado de espinacas
½ pepino, pelado si no es orgánico
1 penca de apio con hojas

Junte el perejil y enróllelo con hojas de lechuga. Páselo lentamente por el extractor. Apague la máquina y vierta las moras en ella; luego tape el tubo de alimentación con el émbolo. Vuelva a encender la máquina y procese las moras. Procese los ingredientes restantes, revuelva el jugo, vierta en un vaso y beba tan pronto como sea posible. Rinde 1 porción.

Fibra dulce

Las peras y las manzanas son buenas fuentes de fibra soluble.

1 pera, lavada
1 manzana orgánica, de cualquier tipo, lavada

Corte la fruta y la verdura para que quepa en el tubo de alimentación de su extractor. Procese los ingredientes en su extractor y revuelva. Vierta en un vaso y beba tan pronto como sea posible. Rinde 1 porción.

Dulce regularidad

Las manzanas, las peras, el perejil y los rabanitos son conocidos por estimular el movimiento intestinal.

1 manzana o 1 pera
1 puñado de perejil
1 hoja de col rizada
3 a 4 rábanos con sus hojas verdes
½ pepino, pelado si no es orgánico
1 trozo de una pulgada (2,54 cm) de raíz de jengibre

Corte la fruta y la verdura para que quepa en el tubo de alimentación de su extractor. Comience con la manzana o pera. Envuelva el perejil con la hoja de col rizada y páselo lentamente por el extractor. Procese los ingredientes restantes, revuelva el jugo, vierta en un vaso y beba tan pronto como sea posible. Rinde 1 porción.

El rejuvenecedor

Rejuvenezca su cuerpo con jugos crudos ricos en electrolitos. El pepino es particularmente hidratante.

2 tomates
1 pepino, pelado si no es orgánico
6 a 8 habichuelas
½ lima (limón verde) o limón (amarillo), pelada si no es orgánica
Un poco de salsa picante

Corte la fruta y la verdura para que quepa en el tubo de alimentación de su extractor. Procese los ingredientes en su extractor, agregue la salsa picante y revuelva.

Vierta en un vaso y beba tan pronto como sea posible. Rinde 1 porción.

Tónico curativo de la tiroides

Los rábanos son un tónico tradicional para la tiroides.

5 zanahorias, bien fregadas, sin hojas o tallos y con ambos extremos
    recortados
½ medio limón (amarillo), pelado si no orgánico
5 a 6 rábanos con tallo y hojas

Corte la fruta y la verdura para que quepa en el tubo de alimentación de su extractor. Procese los ingredientes en su extractor y revuelva. Vierta en un vaso y beba tan pronto como sea posible. Rinde 1 porción.

Cóctel de repollo sanador de úlceras

Las investigaciones científicas han demostrado que el jugo de repollo es un tratamiento eficaz para las úlceras gástricas.[4]

¼ de cabeza pequeña de repollo verde
3 zanahorias, bien fregadas, sin hojas o tallos y con ambos extremos
    recortados
4 pencas de apio con hojas

Corte la fruta y la verdura para que quepa en el tubo de alimentación de su extractor. Procese los ingredientes en su extractor y revuelva. Vierta en un vaso y beba tan pronto como sea posible. Rinde 1 porción.

Auxiliar de la visión

Las zanahorias son ricas en carotenos y son muy útiles para el fortalecimiento de los ojos y mejorar la visión. Los arándanos azules también ayudan a mejorar la vista, y las manzanas pueden ayudar a eliminar metales y toxinas de los ojos.

3 zanahorias, bien fregadas, sin hojas o tallos y con ambos extremos
    recortados
1 pepino, pelado si no es orgánico
2 hojas de col rizada, acelga o col
1 taza de arándanos azules, descongelados si están congelados
½ manzana verde

Corte la fruta y la verdura para que quepa en el tubo de alimentación de su extractor. Procese la zanahoria, el pepino y la col rizada.

Apague la máquina y agregue los arándanos azules. Tape con el émbolo. Vuelva a encender la máquina y procese las moras; luego procese la manzana restante. Revuelva y sirva en un vaso. Beba tan pronto como sea posible. Rinde 1 porción.

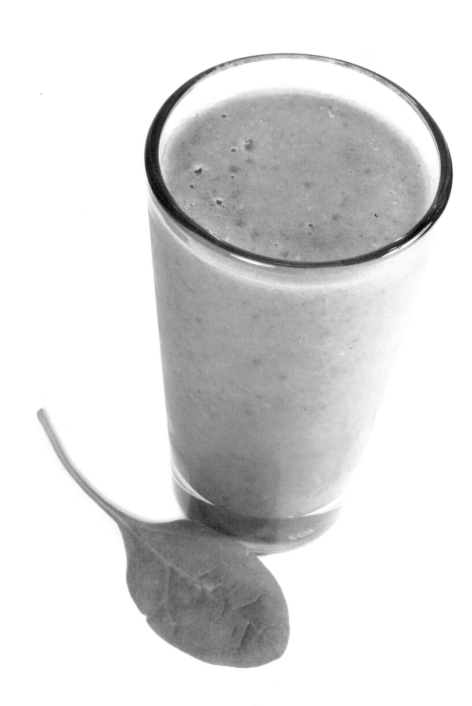

Capítulo 8

BATIDOS VERDES

Los BATIDOS VERDES son perfectos para las personas con muchas actividades; no solo para los niños, sino para toda la familia. Estas bebidas verdes pueden ser hechas en minutos, y usted puede agregar rápidamente gran variedad de suplementos tales como vitamina C, hojas de cebada o polen de abeja. ¡Usted puede básicamente beber sus vitaminas y minerales a la pasada! He creado más de cien recetas que incorporan verduras de hoja y su sabor es absolutamente delicioso. Los comensales melindrosos de su familia nunca sabrán que las verduras de hoja están allí. Pero la mejor noticia es que mientras beba su malteada un poco más que deliciosa, usted sabrá que está haciendo algo realmente bueno por todo su cuerpo, no solo por sus papilas gustativas.

Suprema de açai y cacao

1 taza de arándanos azules, frescos o congelados
1 taza de frambuesas frescas o congeladas
½ taza de yogur natural
½ taza de col rizada picada
1 cucharada de açai en polvo
1 cucharada de cacao en polvo
1 a 2 gotas de stevia (opcional)

Combine todos los ingredientes en la licuadora y procese hasta obtener un batido cremoso. Sirva frío. Rinde 2 porciones.

BENEFICIOS PARA LA SALUD DEL AÇAI Y OTRAS MORAS

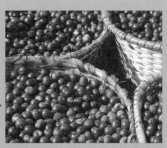

Las bayas de açai son frutas de una pulgada (2,54 cm) de largo de color rojo púrpura. Provienen del árbol de palma del açai, que es nativo de América Central y América del Sur. Varias investigaciones han estudiado su actividad antioxidante debido a que los antioxidantes pueden ayudar a prevenir enfermedades causadas por el estrés oxidativo, tales como las enfermedades del corazón y el cáncer. Las bayas de açai contienen sustancias conocidas como antocianinas y flavonoides. Las antocianinas producen los tonos rojos, púrpuras, y azules en muchas frutas y verduras. Los alimentos ricos en antocianinas como los arándanos azules, las uvas rojas, y el açai van de un tono púrpura intenso hasta el negro. Algunos estudios demuestran que el açai tiene incluso un contenido más alto de antioxidantes que los arándanos rojos, las frambuesas, las zarzamoras, las fresas, y los arándanos azules.[1]

Las antocianinas y los flavonoides son potentes antioxidantes que nos ayudan a defendernos de los agentes estresantes de la vida. También desempeñan una función en la protección de la célula a través de neutralizar los radicales libres que son altamente dañinos para las células. Cuando incluimos en nuestra dieta abundantes frutas y verduras ricas en antioxidantes, desaceleramos el proceso del envejecimiento y prevenimos las enfermedades al neutralizar los radicales libres.

Remolino de almendra

1 taza de leche de almendra
2 melocotones maduros, deshuesados, cortados en trozos
½ taza de col rizada cortada en trozos
1 a 2 gotas de stevia
1 cucharadita de extracto puro de vainilla
½ cucharadita de extracto de almendra puro
6 cubos del hielo

Combine todos los ingredientes en la licuadora y procese hasta obtener un batido suave y cremoso. Sirva frío. Rinde 2 porciones.

Sorpresa del amazonas

1 taza de jugo de manzana fresco
½ taza de bayas de açai congeladas sin azúcar
½ taza de espinaca
1 taza de fresas frescas o congeladas
1 plátano mediano congelado, cortado en trozos
4 cubos del hielo

Combine todos los ingredientes en la licuadora y procese hasta obtener un batido suave y cremoso. Sirva frío. Rinde 2 porciones.

Manzana con especias

2 tazas de yogur natural
1 taza de manzana cortada en trozos
1 taza de hojas tiernas de espinaca, empacada
½ cucharadita de canela molida o especias de tarta de manzana
½ taza de jugo de naranja fresco

Combine todos los ingredientes en la licuadora y procese hasta obtener un batido suave y cremoso. Sirva frío. Rinde 2 porciones.

Crema de aguacate

½ taza de leche de almendra
1 aguacate, pelado y sin hueso
1 puñado de espinacas
2 cucharadas de jugo fresco de limón (amarillo)
2 a 3 gotas de stevia
1 cucharadita de extracto puro de la vainilla
1 cucharadita de ralladura fresca de cáscara del limón (amarillo) orgánico; recién rallada
6 cubos de hielo

Combine todos los ingredientes en la licuadora y procese hasta obtener un batido suave y cremoso. Sirva frío. Rinde 1 porción.

Bebida azteca de chile y cacao

1 ½ taza de leche de almendra
½ taza de espinaca o col rizada picada
1 plátano, pelado y cortado en trozos
½ vaina de vainilla
¼ de chile jalapeño, con las semillas removidas, a menos que le gusten los alimentos realmente picantes
½ cucharadita de canela
1 a 2 cucharadas de cacao
Gotas de stevia al gusto
6 a 8 cubos de hielo

Combine todos los ingredientes en la licuadora y procese hasta obtener un batido suave y cremoso. Sirva frío. Rinde 1 a 2 porciones.

Crema de moras

1 taza de fresas con las hojas que las coronan
1 plátano, pelado y cortado en trozos
1 taza de yogur natural
½ taza no muy apretada de perejil de hoja plana
3 a 4 gotas de stevia (opcional)
6 cubos del hielo

Combine todos los ingredientes en la licuadora y procese hasta obtener un batido suave y cremoso. Sirva frío. Rinde 2 porciones.

LAS VENTAJAS ANTIINFLAMATORIAS DE LOS CHILES

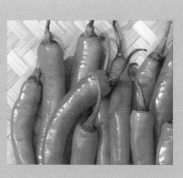

Los chiles contienen una sustancia conocida como capsaicina, que les da su sabor picante. La capsaicina inhibe la sustancia P, que es un neuropéptido relacionado con la inflamación. Cuanto más picante es el chile, más capsaicina contiene. Las variedades más picantes de chiles son las de habanero, y el Scotch bonnet (bonete escocés) lo sigue en intensidad. Las variedades más suaves son los pimientos morrones españoles, los pimientos de Anaheim y los pimientos cherry.

La capsaicina se ha estudiado como tratamiento para la artritis, la soriasis y la neuropatía diabética. Cuando a unos animales se les inyectó una sustancia que causa artritis inflamatoria y les fue administrada capsaicina en su dieta, experimentaron la reducción de la inflamación y un retraso en la aparición de la artritis.[2]

Manía de mora

½ taza de leche de almendra
½ taza de yogur natural reducido en grasa
½ taza de col rizada cortada en trozos
½ taza no muy apretada de hojas tiernas de espinaca
½ taza de arándanos azules, frescos o congelados
½ taza de frambuesas frescas o congeladas
1 taza de zarzamoras, frescas o congelados
1 plátano congelado, cortado en trozos

Combine todos los ingredientes en la licuadora y procese hasta obtener un batido suave y cremoso. Sirva inmediatamente. Rinde 2 porciones.

Batido de mora

1 taza de leche de coco
1 puñado de espinacas
2 tazas de moras frescas o congeladas (arándanos azules, zarzamoras o frambuesas)
6 cubos de hielo (opcional, es posible que no los necesite si usa fruta congelada)

Combine todos los ingredientes en la licuadora y procese hasta obtener un batido suave y cremoso y granizado. Sirva tan pronto como sea posible. Rinde 1 porción.

Granizado de mora, mango y col rizada

1 taza de fresas congeladas con las hojas que las coronan
1 taza de mango congelado cortado en trozos
½ taza de col rizada cortada en trozos
El jugo de 1 lima (limón verde)
4 a 5 cubos del hielo

Combine todos los ingredientes en la licuadora y procese hasta obtener un batido granizado suave y cremoso. Sirva frío. Rinde 2 porciones.

Jazz del arándano azul

1 taza de leche de almendra
1 ½ taza de plátano congelado cortado en trozos (aproximadamente 2 plátanos de tamaño mediano)
1 ½ tazas de arándanos azules congelados
½ taza de espinaca
1 a 2 cucharadas de jugo de limón (amarillo) fresco

Vierten la leche en la licuadora y agregue los plátanos, los arándanos azules, la espinaca, y el jugo de limón. Procese hasta tener un batido suave y cremoso. Sirva tan pronto como sea posible. Rinde 2 porciones.

El culturista

1 taza de leche de almendra
¼ de taza de nueces de la India crudas
1 taza de col rizada cortada en trozos
1 cucharada de proteína en polvo de su preferencia (la de suero de leche es la mejor para el culturismo)
1 cucharada de aceite puro de linaza prensado en frío
½ cucharadita de ácido ascórbico (vitamina C en polvo)

3 a 4 gotas de stevia líquido
1 plátano congelado, cortado en trozos

Combine todos los ingredientes en la licuadora y procese hasta obtener un batido suave y cremoso. Sirva tan pronto como sea posible. Rinde 1 a 2 porciones.

Poder cerebral

½ taza de yogur natural
1 taza de fresas frescas o congeladas, con las hojas que las coronan
1 taza de col rizada cortada en trozos
½ taza de jugo de naranja
1 cucharada de lecitina granulada
1 cucharada de proteína en polvo de su preferencia
1 cucharadita de extracto puro de vainilla
2 a 3 gotas stevia
6 a 8 cubos del hielo

Combine todos los ingredientes en la licuadora y procese hasta obtener un batido suave y cremoso. Sirva tan pronto como sea posible. Rinde 1 a 2 porciones.

LA VENTAJAS ANTIOXIDANTES DEL CACAO

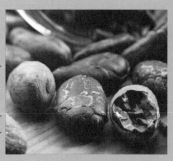

Se ha comprobado científicamente que los granos de cacao contienen altos niveles de antioxidantes. Los antioxidantes neutralizan los radicales libres que causan daño celular y provocan enfermedades. Un estudio publicado en la revista científica The Journal of Agricultural and Food Chemistry (La revista de química agrícola y alimentaria) en 2003, demostró que el cacao contenía mayor concentración de antioxidantes que otras fuentes más populares como el té verde. También se ha demostrado que tiene beneficios cardiovasculares y que protege en contra del cáncer.[3]

Extravangaza de cacao

1 taza de leche de almendra o leche de coco
1 plátano, pelado y cortado en trozos
1 cucharada de mantequilla de maní o crema de almendra
1 cucharada de cacao en polvo
½ taza de perejil de hoja plana
Puntas de grano de cacao para espolvorear (opcional)
6 a 8 cubos del hielo

Combine todos los ingredientes en la licuadora y procese hasta obtener un batido suave y cremoso. Vierta en un vaso y espolvoreé las puntas de grano de cacao sobre el batido, al gusto. Sirva frío. Rinde 1 porción.

Potenciador de calcio

¡La col rizada está llena de calcio en una forma que es asimilado por el cuerpo mucho mejor que el calcio de los productos lácteos, y eso es una gran ventaja para sus huesos!

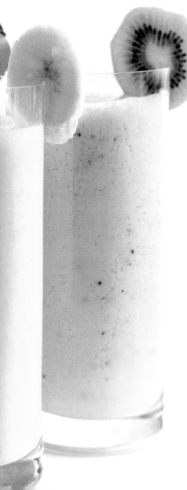

1 pepino, pelado si no es orgánico
1 taza de col rizada cortada en trozos
2 peras (asiáticas o Bartlett)
1 aguacate
6 cubos del hielo

Corte el pepino, la col rizada, y la pera. Coloque en la licuadora y procese hasta que quede una mezcla tersa. Agregue el aguacate y el hielo, y licue hasta que quede cremoso. Rinde 2 porciones.

Verduras de hoja del capitán Kidd

1 pepino, pelado si no es orgánico
2 pencas de apio
1 puñado de perejil o de espinaca
1 kiwi
1 manzana
El jugo de ½ limón (amarillo)
6 cubos del hielo

Corte el pepino, el apio, las verduras de hoja, el kiwi y la manzana. Colóquelos en la licuadora con el jugo de limón y el hielo; y proceso hasta que sea cremoso. Rinde 2 porciones.

Mañana caribeña

1 taza de leche de coco
½ taza de jugo de naranja fresco
1 cucharada de aceite de coco
1 ½ tazas de papaya fresca o en trozos congelados
1 taza de piña fresca o congelada en trozos
½ taza de col rizada cortada en trozos
2 cucharadas de coco rallado sin endulcorar
6 cubos de hielo (opcional, es posible que no lo necesite si usa fruta
    congelada)

Vierta la leche de coco, el jugo de naranja, y el aceite de coco en la licuadora y un procese hasta combinarlos. Entonces agregue la papaya, la piña, la col rizada, el coco rallado, y los cubos del hielo; procese otra vez hasta que obtenga una mezcla tersa. Rinde 2 porciones.

Carnaval sobre hielo

½ taza de jugo de manzana fresco (el jugo de 1 manzana)
1 taza de arándanos azules, frescos o congelados, enjuagados si son frescos
1 plátano congelado, cortado en trozos
1 hoja verde de lechuga, cortada en trozos
½ taza de nueces de la India crudas
½ cucharadita de extracto puro de vainilla
6 cubos del hielo

Combine todos los ingredientes en la licuadora y procese hasta obtener un batido suave y cremoso. Sirva frío. Rinde 2 porciones.

Jugo clásico de algarroba

1 taza de leche de almendra o leche de coco
½ taza de espinaca
2 cucharadas polvo de algarroba (el polvo de cacao puede sustituirlo)
1 cucharadita de extracto puro de vainilla
1 plátano fresco o congelado, cortado en trozos

Vierta la leche en la licuadora, y agregan la espinaca, la algarroba, la vainilla, y el plátano. Proceso hasta tener un batido liso y cremoso. Vierta en un vaso y beba tan pronto como sea posible. Rinde 1 porción.

Chai verde

1 taza de leche de almendra
1 plátano, pelado y cortado en trozos
1 taza de verduras de hoja de su elección cortadas en trozos
½ cucharadita de canela en polvo
⅛ de cucharadita de cardamomo molido
⅛ de cucharadita de cilantro molido
⅛ de cucharadita de clavo molido
⅛ de cucharadita de pimienta negra molida
5 a 6 gotas de stevia o 1 cucharada de miel
6 cubos del hielo (o 6 cubos de té chai verde congelado)

Combine todos los ingredientes en la licuadora y procese hasta obtener un batido suave y cremoso. Sirva frío. Rinde 2 porciones.

El batido matutino de Cherie

½ pepino europeo, pelado si no es orgánico y cortado en trozos
1 aguacate, pelado, sin hueso, y cortado en cuartos
1 taza no muy apretada de hojas tiernas de espinaca
El jugo de 1 lima (limón verde)
1 cucharada del suplemento alimenticio "polvo verde" de su elección
    (opcional)
2 a 3 cucharadas de almendra molida (opcional)

Combine todos los ingredientes en la licuadora y procese bien. Espolvoreé la almendra molida sobre el batido, al gusto. Rinde 1 porción.

Chia Mia

10 almendras crudas
1 cucharada de semillas de girasol crudas
1 cucharada de semillas de chia
1 cucharada de semillas de ajonjolí
1 cucharada de linaza
1 taza de jugo de piña (el jugo de ¼ de piña, si es fresco)
1 taza de perejil cortado en trozos
½ taza de leche de almendra
½ cucharadita de extracto puro de vainilla
1 cucharada de proteína en polvo (opcional)
6 cubos del hielo

Coloque las nueces, las semillas, y el jugo de piña en un tazón. Cubra y remoje durante la noche. Coloque la mezcla de las nueces y las semillas con el jugo en la licuadora y agregue el perejil, la leche, la vainilla, la proteína en polvo (si lo desea) y los cubos de hielo. Procese en alta velocidad hasta obtener un batido suave. Esta bebida será un poco espesa debido a las nueces y las semillas. Rinde 2 porciones.

Nota: Para matar el moho, agregue ½ cucharadita de ácido ascórbico al jugo, después agregue las nueces y remoje toda la noche.

Batido de chocolate del mono

1 plátano, pelado y cortado en trozos
1 cucharada de cocoa o cacao en polvo
1 cucharada de mantequilla de maní o crema de
    almendra
½ taza no muy apretada de hojas tiernas de
    espinaca
½ taza de leche de almendra
1 a 2 gotas stevia
6 cubos de hielo

Coloque todos los ingredientes en la licuadora y procese hasta obtener un batido suave y cremoso. Vierta en dos vasos y sirva frío. Rinde 2 porciones.

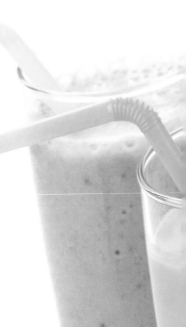

Cabaña de cacao

1 taza de leche de almendra
1 ½ plátano congelado, cortado en trozos
1 taza de acelga, cortada en trozos
3 cucharadas de cacao en polvo sin endulcorar
½ cucharadita de canela

Vierta la leche en la licuadora y agregue los trozos de plátano y acelga, el cacao en polvo y la canela. Mezcle hasta obtener un batido suave. Rinde 2 porciones.

Crema helada de coco

1 taza de leche de coco
1 naranja, pelada y cortada en trozos
½ taza ligeramente apretada de coco rallado
½ taza no muy apretada de hojas tiernas de espinaca
2 cucharaditas de extracto puro de vainilla
4 a 5 gotas de stevia
6 cubos de hielo

Coloque todos los ingredientes en la licuadora y procese hasta obtener un batido suave y cremoso. Vierta en dos vasos y sirva frío. Rinde 2 porciones.

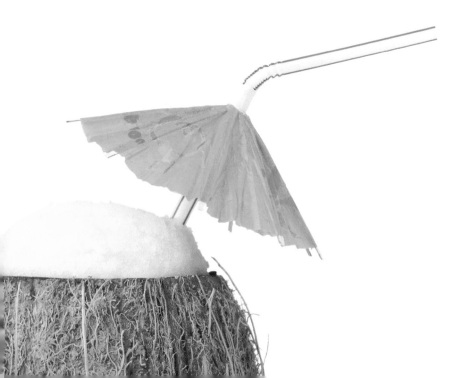

Delicia verde de coco (Batido eliminador de grasa y levadura)

El aceite de coco es un aliado en romper el ciclo de las levaduras y las grasas. Un estudio demostró que era muy eficaz en la eliminación de la *candida albicans*.[4] Sus ácidos grasos de media cadena rompen la capa protectora externa de células de la levadura, y así la eliminan.

1 pepino, cortado en trozos
1 taza de espinaca cruda, col rizada, o acelga cortada en trozos
1 aguacate, pelado, sin hueso, y cortado en cuartos
½ taza de leche de coco
1 cucharada de aceite de coco virgen orgánica
El jugo de 1 lima (limón verde) o limón (amarillo)

Combine todos los ingredientes en la licuadora y procese hasta obtener un batido cremoso. Rinde 2 porciones.

Coco helado

1 plátano, pelado y cortado en trozos
1 melocotón, deshuesado
1 taza no muy apretada de hojas tiernas de espinaca
1 taza de helado de coco

Coloque todos los ingredientes en la licuadora y procese hasta obtener un batido suave y cremoso. Vierta en un vaso y sirva frío. Rinde 1 porción.

Mezcla colombina

1 taza de café o de substituto del café, helado
1 plátano, pelado y cortado en trozos
1 cucharada de cocoa o cacao en polvo
½ taza de leche de almendra
½ taza de perejil de hoja plana cortado en trozos
1 a 2 gotas stevia
6 cubos de hielo

Coloque todos los ingredientes en la licuadora y procese hasta obtener un batido suave y cremoso. Vierta en dos vasos y sirva frío. Rinde 2 porciones.

Aguacate con maíz fresco

1 aguacate maduro, firme, pelado y deshuesado
1 diente de ajo, cortado en trozos
½ cucharadita sal marina celta
¼ de chile jalapeño pequeño o serrano, con las semillas removidas (a menos que le gusten los alimentos realmente picantes), y cortados en trozos grandes
1 taza de leche de almendra
El jugo de 1 lima (limón verde)
1 mazorca de maíz, fresca o congelada, sin las hojas y desgranada (opcional)

Combine todos los ingredientes en la licuadora, con excepción de los granos de maíz y procese hasta obtener un batido suave y cremoso. Vierta en un vaso y beba. O usted la puede vertir en tazones, revolverle los granos de maíz, y comer como sopa. Sirva frío. Rinde 2 porciones.

Eliminador de grasa de arándano rojo y pepino

2 peras (asiáticas o Bartlett)
1 pepino, pelado si no es orgánico
½ taza no muy apretada de hojas tiernas de espinaca
¼ de limón, pelado si no es orgánico
2 cucharadas de arándanos rojos, frescos o congelados
1 trozo de una pulgada (2,54 cm) de raíz de jengibre fresca
6 cubos de hielo (opcionales)

Corte las peras y el pepino y licúe hasta tener un batido suave. Agregue el jugo, los arándanos rojos, el jengibre, y el hielo según se desee, y procese hasta que esté cremoso. Rinde 1 porción.

Diente de león matutino

1 manojo de hojas de diente de león
2 pencas de apio con hojas
1 trozo de una pulgada (2,54 cm) de raíz de jengibre fresco
1 melocotón, deshuesado
1 taza de moras, frescas o congeladas

Combine todos los ingredientes en la licuadora y procese hasta obtener un batido suave y cremoso. Rinde 2 porciones.

Auxiliar desintoxicante

Este batido es bueno para ayudar a los síntomas de la desintoxicación o de una resaca. El hígado es afectado de modo negativo por el consumo excesivo de alcohol. El tomate y el jugo del limón ayudan a revitalizarlo y a mejorar su vitalidad. El encurtido japonés de ciruelas (también conocido como umeboshi, se encuentra en las tiendas naturistas) se utiliza en la medicina macrobiótica para contrarrestar los efectos del consumo excesivo de alcohol. Esto es porque el umeboshi es rico en ácido cítrico y ácido fosfórico. Estos ácidos orgánicos facilitan la descomposición rápida del exceso de ácidos tales como el ácido láctico y el ácido pirúvico en el cuerpo. Tal efecto ayuda a eliminar los síntomas de una condición excesivamente ácida, incluyendo una resaca, la fatiga, las náuseas matutinas del embarazo, el mareo, ciertos tipos de dolor de cabeza, problemas estomacales, anemia y los síntomas de la desintoxicación. El umeboshi también es conocido por detener la diarrea.

1 ½ taza de jugo de tomate fresco (el jugo de aproximadamente 3 tomates)
½ taza de jugo de zanahoria fresco (el jugo de 3 zanahorias medianas)
El jugo de ½ limón (amarillo)
½ taza apretada de hojas tiernas de espinaca
2 ciruelas encurtidas (umeboshi), deshuesadas
6 cubos de hielo

Coloque todos los ingredientes en la licuadora y procese hasta obtener un batido cremoso. Rinde 2 porciones.

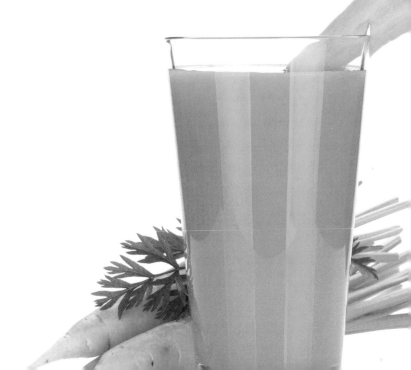

Maravilla de guisante dulce

2 tazas de guisantes, frescos o congelados (previamente descongelados)
3 cucharadas de eneldo fresco, picado
1 taza de agua purificada (o más según lo necesario)
½ taza de jugo de limón (amarillo) fresco, pelado si no es orgánico
2 dientes de ajo, picado
1 a 2 cucharaditas de jengibre fresco, picado
1 ½ taza de aguacate, machacado
½ taza de apio con las hojas, cortado en trozos
¼ de cucharadita de pimienta de Cayena
3 a 4 gotas de stevia líquida
Sal marina celta al gusto

Combine los guisantes y el eneldo en la licuadora con el resto de los ingredientes, y procese hasta obtener un batido suave y cremoso. Vierta en vasos y beba. O bien, vierta en tazones, espolvoreé con 1 cucharada de eneldo, agregue 1 taza de guisantes y sirva frío como sopa. Rinde 4 porciones.

Batido dulce de diente de león de la Dra. Nina

1 pera (asiática o Bartlett)
1 manzana
1 puñado grande de hojas de diente de león
1 taza de leche de coco
El jugo de ½ limón (amarillo), pelado si no es orgánico
¼ de taza de linaza
6 cubos de hielo (opcionales)

Coloque todos los ingredientes en la licuadora y procese hasta obtener un batido suave y cremoso. Rinde 2 porciones.

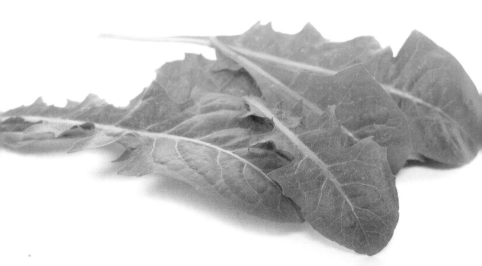

Potenciador de energía

½ taza de jugo de zanahoria fresco (el jugo de 3 a 4 zanahorias medianas)
½ taza de jugo de manzana fresco (el jugo de 1 ½ manzanas aproximadamente)
El jugo de ½ limón (amarillo)
½ taza apretada de hojas tiernas de espinaca
½ taza de nueces de la India crudas
6 cubos de hielo

Coloque todos los ingredientes en la licuadora y procese hasta obtener un batido suave y cremoso. Rinde 1 porción.

Quema grasa

Nota: La raíz de jengibre acelera el metabolismo, lo que ayuda a quemar más calorías.

1 taza de jugo de zanahoria (aproximadamente 8 zanahorias)
1 manzana, cortada en trozos
1 plátano, pelado y cortado en trozos
1 taza apretada de hojas tiernas de espinaca
1 trozo de una pulgada (2,54 cm) de raíz de jengibre
6 cubos de hielo

Coloque todos los ingredientes en la licuadora y procese hasta obtener un batido suave. Vierta en dos vasos y sirva frío. Rinde 2 porciones.

Hinojo helado

½ taza de jugo de hinojo fresco (½ bulbo de hinojo con sus frondas)
1 manzana, cortada en trozos
1 puñado de espinacas
½ cucharadita de extracto puro de anís
¼ de taza de hojas de menta cortadas en trozos
1 pera madura, lavada, sin rabo, y cortada en trozos

Vierta el jugo de hinojo en la licuadora; agregue la manzana, la espinaca, el anís, la menta y la pera. Procese en alta velocidad hasta obtener un batido suave y sirva inmediatamente. Rinde 2 porciones.

Batido fresco de higo

1 taza de leche de almendra
6 higos maduros y frescos, cortados por la mitad
1 plátano congelado, cortado en trozos
½ taza no muy apretada de hojas tiernas de espinaca
3 cucharadas de nueces de la India crudas
1 cucharadita de extracto puro de vainilla
½ cucharadita de nuez moscada molida
6 a 8 cubos de hielo

Vierta la leche en la licuadora y agregue los higos, el plátano, la espinaca, las nueces de la India, la vainilla, la nuez moscada moscada y los cubos de hielo al gusto. Procese hasta obtener un batido suave y sirva inmediatamente. Rinde 2 porciones.

Batido de salsa de frutas

1 taza de papaya
½ taza de mango cortado en trozos
¼ de taza de cilantro fresco cortado en trozos
½ taza de jugo de naranja fresco
El jugo de 1 lima (limón verde)
½ a 1 cucharadita de chile jalapeño picado sin las semillas (a menos que usted le guste de los alimentos realmente picantes)
½ cucharadita sal marina celta

Coloque todos los ingredientes en la licuadora y procese hasta obtener un batido suave. Vierta en dos vasos y sirva frío. Rinde 2 porciones.

Delicia verde de moras

1 pepino, pelado si no es orgánico
½ manzana
1 tazas de moras (arándanos azules, zarzamoras, o frambuesas) frescas o descongeladas si estaban congeladas
3 a 4 hojas verde oscuro (berza, acelga roja, o col rizada)
1 trozo de una pulgada (2,54 cm) de raíz de jengibre
El jugo del ½ limón (amarillo), pelado si no es orgánico (los limones Meyers son más dulces)
1 aguacate, pelado, deshuesado, y cortado en trozos

Corte el pepino y la manzana en trozos. Coloque el pepino, las moras, y la manzana en la licuadora y procese hasta obtener un batido suave. Corte las verduras de hoja y el jengibre, y agréguelos a la licuadora junto con el jugo de limón y el aguacate. Procese hasta quedar bien licuado. Rinde 2 porciones.

Crema helada verde

1 plátano, pelado y cortado en trozos
1 taza apretada de hojas tiernas de espinaca
½ taza de jugo de naranja fresco
1 taza de yogur natural
6 cubos de hielo

Combine todos los ingredientes en la licuadora y procese hasta obtener un batido suave y cremoso. Vierta en un vaso y sirva inmediatamente. Rinde 1 porción.

Malteada verde de coco y limón

½ taza de leche de coco
1 taza de helado de coco
1 taza apretada de espinaca
2 cucharadas de jugo de limón (amarillo) fresco
½ cucharadita de ralladura de cáscara de limón
　　(amarillo) orgánico, recién rallada

Combine todos los ingredientes en la licuadora y procese hasta obtener un batido suave y cremoso. Vierta en dos vasos y sirva inmediatamente. Rinde 2 porciones.

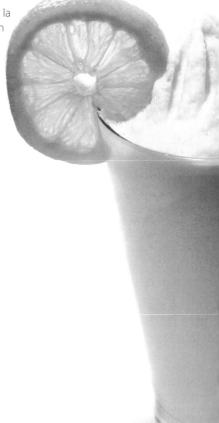

Granizado de limonada verde

2 manzanas (las variedades verdes son más bajas en azúcar)
El jugo de ½ limón (amarillo)
1 puñado de espinacas ·
6 a 8 cubos de hielo

Coloque todos los ingredientes en la licuadora y procese hasta obtener un batido suave. Vierta en dos vasos y sirva frío. Rinde 2 porciones.

¿DEBEMOS EVITAR LOS ALIMENTOS ALTOS EN OXALATOS PARA PREVENIR CÁLCULOS RENALES?

Los oxalatos son productos químicos naturales que se encuentran en el cuerpo humano y en los animales. Pero son mas comunes en frutas y verduras. Como regla general, las hojas de las frutas y las verduras contienen más oxalatos que los tallos y los brotes de la planta. Algunos expertos en salud recomiendan que se cuezan ligeramente al vapor las verduras que contienen altos niveles de oxalatos. Otros expertos en nutrición populares dicen que se evite comerlos crudos por completo para evitar cálculos renales. ¿Cuál es la verdad en este asunto?

En abril de 2007 se publicó un estudio en la revista médica Journal of the American Society of Nephrology (Revista de la Sociedad Estadounidense de Nefrología) con respecto los oxalatos y los cálculos renales. Este estudio examinó la relación entre el consumo de oxalatos y la nefrolitiasis (cálculos renales) en los profesionales de la salud. Se usaron cuestionarios de frecuencia de consumo de alimentos para determinar la ingesta de oxalato cada cuatro años. Se documentaron un total de 4605 casos con cálculos renales cubriendo un período combinado de cuarenta y cuatro años de seguimiento. No había diferencia significativa estadística en la ingesta de oxalatos entre los participantes con y sin cálculos renales.[5]

El estudio demostró que una gran cantidad de oxalatos urinarios se deriva de metabolizar la glicina, el glicolato, la hidroxiprolina y la vitamina C dietética. Un estudio demostró que la dieta alta en hidroxiprolina (proteína de la gelatina) incrementaba la excreción urinaria de oxalato en 42%.[6] Otros estudios acerca del oxalato dietético y el riesgo de cálculos renales también dan cuenta de otros factores en la dieta, como el consumo de magnesio, que puede disminuir los oxalatos urinarios. Los investigadores dijeron que su datos no apoyaban la controversia de si el oxalato dietético es un factor de alto riesgo para la formación de cálculos renales. El riesgo asociado con la ingesta de oxalatos era moderado, inclusive en los individuos que consumieron dietas relativamente bajas en calcio, aun cuando el bajo consumo de calcio tiende a elevar el riesgo de desarrollar cálculos renales.

Los siguientes alimentos contienen algún tipo de oxalatos:

- Verduras: apio, acelgas, hojas de diente de león, berenjena, pimientos verdes, puerros, quibombo, chirivía, papa, camote, calabaza, ruibarbo, colinabos, espinaca, calabaza (amarilla y de verano), hojas de nabo, berro y batata.

- Frutas: zarzamoras, arándanos azules, zarzamoras silvestre, higos secos, uva crispa, frambuesas (rojas y negras), uvas (concordia), fresas y mandarinas.

- Hierbas y especias: chocolate, canela molida, cacao, cacao en polvo, jengibre, cáscara de limón, cáscara de lima, cáscara de naranja, perejil, pimienta, fitolaca, semillas de ajonjolí y acedera.

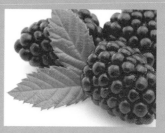

En conclusión: el magnesio ayuda a evitar que el calcio se combine con los oxalatos y que forme cálculos renales. La dieta estadounidense es bastante deficiente en magnesio. Pero, de manera interesante, algunas de las verduras de hoja verde oscuro (tales como la acelga y la espinaca) que son particularmente altas en oxalatos, también lo son en magnesio. Parece como si estos vegetales vinieran conformados de la manera adecuada.

Yo no le recomiendo que evite comer verduras crudas con alto contenido de oxalatos, sino que se asegure de que su dieta tenga el magnesio necesario. Los alimentos como: espinaca, perejil, hojas verdes de diente de león, ajo, zarzamoras, remolachas, brócoli, zanahorias y apio son ricos en magnesio. Incluya estos y otros vegetales de hojas verdes a menudo en sus batidos y jugos.

Sueño de menta verde

1 taza de yogur natural
2 tazas de pepino, pelado si no es orgánico y cortado en cubos
1 puñado de espinacas
2 cucharadas de cebolleta, cortada en trozos
½ cucharadita sal marina celta
¼ de taza de hojas de menta cortadas en trozos
1 diente del ajo, pelado y picado

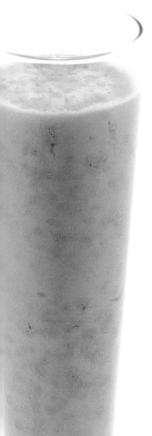

Combine el yogurt con el pepino, la espinaca, el cebolleta, la sal, la menta, y el ajo en la licuadora. Procese en alta velocidad hasta que obtenga un batido suave. Vierta en dos vasos y sirva inmediatamente. O bien, puede vertirlo en tazones y servirlo como sopa. Rinde 2 porciones.

Piña colada verde

½ taza de leche de coco
1 taza de piña fresca, pelada y cortada en cubos
¼ de taza ligeramente apretada de coco rallado
1 puñado grande de espinacas
1 cucharadita de extracto puro de vainilla
4 a 5 gotas de stevia
1 plátano congelado, cortado en trozos
6 cubos de hielo

Vierta la leche en la licuadora y agregue la piña, el coco, la espinaca, la vainilla, la stevia, el plátano y el hielo. Procese en alta velocidad hasta obtener un batido suave y Sirva inmediatamente. Rinde 2 porciones.

Energizante verde pro

3 hojas de col rizada, cortada en trozos
3 hojas de acelga, cortadas en trozos
3 hojas de lechuga roja, cortadas en trozos

½ taza de perejil cortado en trozos
2 peras, sin rabo, cortadas en trozos
1 plátano, pelado y cortado en trozos
½ taza de leche de almendra o leche de coco

Combine todos los ingredientes en la licuadora y procese hasta obtener un batido suave y cremoso. Vierta en dos vasos y sirva inmediatamente. Rinde 2 porciones.

Batido verde supremo

1 tallo de brócoli (si usted lo desea, reserve los grumos para cocer al vapor)
1 manzana
1 limón (amarillo)
½ pepino, pelado si no es orgánico y cortado en trozos
1 puñado de espinacas
1 pequeño manojo de perejil
1 taza de arándanos azules, frescos o congelados
1 kiwi
1 aguacate, pelado, deshuesado, y cortado en trozos
2 a 3 gotas de stevia
4 a 6 cubos de hielo, al gusto

Procese en su extractor el tallo de brócoli, la manzana, y el limón. Vierta el jugo en la licuadora, y agregue el pepino, la espinaca, el perejil, los arándanos azules, el kiwi y el aguacate. Agregue el stevia si prefiere su batido dulce y el hielo si lo desea frío. Procese en la licuadora hasta que obtenga un batido suave y cremoso. Rinde 2 porciones.

Granizado de té verde

1 taza de jugo blanco de uva (el jugo de 2 tazas de uvas verdes)
1 pera madura, lavada, sin rabo, y cortada en trozos
1 puñado de espinacas
1 trozo de una pulgada (2,54 cm) de raíz de jengibre
6 cubos de hielo de té verde

Vierta el jugo de uva en la licuadora; agregue la pera, la espinaca, la raíz del jengibre y los cubos de hielo de té verde. Procese en alta velocidad hasta obtener un batido suave y cremoso. Sirva inmediatamente. Rinde 1 porción.

*Nota: Para los cubos de hielo de té verde: Sumerja una bolsa de té verde en una taza de agua caliente por alrededor de veinte minutos o hasta que el té sea de sabor intenso. Vierta el té en seis espacios de la bandeja para hacer hielo y congele.

Verduras de hoja en la playa

1 plátano, pelado y cortado en trozos
1 taza de jugo de naranja fresco
3 cucharadas de cocoa o cacao en polvo
1 taza de sus hojas verdes favoritas, cortadas en trozos
1 taza de yogur natural
1 cucharadita de extracto puro de vainilla
6 cubos de hielo

Coloque todos los ingredientes en la licuadora y procese hasta obtener un batido suave y cremoso. Vierta en dos vasos y sirva frío. Rinde 2 porciones.

Licuado de guayaba y piña

1 taza de leche de coco
1 taza de néctar de guayaba
1 taza de piña fresca o congelada en trozos
1 plátano congelado, cortado en trozos
½ taza no muy apretada de hojas tiernas de espinaca
1 cucharadita de extracto puro de vainilla
6 cubos de hielo (opcional, es posible que no lo necesite si usa fruta
    congelada)

Combine todos los ingredientes en la licuadora y procese hasta obtener un batido suave y cremoso. Vierta en dos vasos y sirva inmediatamente. Rinde 2 porciones.

Mañana verde feliz

1 taza de leche de almendra o leche de coco
2 cucharadas de linaza molida
2 tazas apretadas de hojas tiernas de espinaca
½ taza de piña congelada, cortada en trozos
1 plátano congelado, cortado en trozos

Coloque todos los ingredientes en la licuadora y procese hasta obtener un batido suave y cremoso. Vierta en dos vasos y sirva frío. Rinde 2 porciones.

Correcaminos feliz

1 taza de arándanos azules, frescos o congelados
1 plátano, pelado y cortado en trozos
1 taza de col rizada cortada en trozos
1 taza de leche de coco
6 cubos de hielo

Combine todos los ingredientes en la licuadora y procese hasta obtener un batido suave y cremoso. Vierta en dos vasos y sirva frío. Rinde 2 porciones.

Leche helada de avellana y algarroba

1 taza de leche de avellana o leche de almendra
½ taza de avellanas
1 plátano congelado, cortado en trozos
½ taza no muy apretada de hojas tiernas de espinaca
1 cucharada de algarroba en polvo
2 a 3 gotas de stevia
6 cubos de hielo

Combine todos los ingredientes en la licuadora y procese hasta obtener un batido suave y cremoso. Vierta en dos vasos y sirva frío. Rinde 1 a 2 porciones.

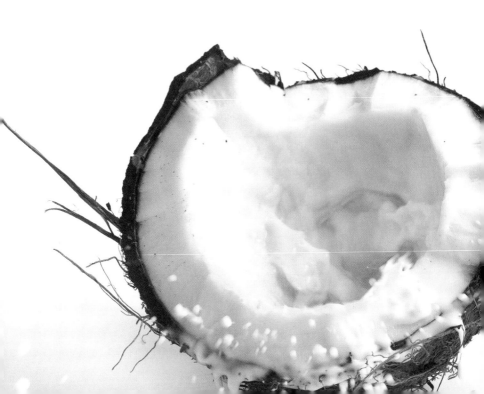

Licuado divino de maíz y cilantro

4 mazorcas de maíz orgánico dulce fresco, sin hojas y desgranadas
3 taza de leche de almendra
½ taza de nueces de la India crudas, remojadas entre 1 y 2 horas, y escurridas
½ taza no muy apretada de hojas tiernas de espinaca
1 diente de ajo, pelado
1 chalote pequeño, pelado
2 cucharaditas de sal marina celta, o al gusto
1 cucharadita de cilantro molido
3 a 4 gotas de stevia
1 cucharada aceite de oliva extravirgen
2 a 3 cucharadas de jugo de lima (limón verde) o al gusto
½ cucharadita de pimienta de Cayena

Combine en la licuadora tres cuartos del maíz con leche de almendra, las nueces de la India remojadas, la espinaca, el ajo, el chalote, la sal, el cilantro, la stevia y el aceite de oliva. Procese hasta tener un puré suave, y vaya agregando agua como sea necesario hasta tener la consistencia deseada. Agregue el jugo de lima, 1 cucharada a la vez al gusto. Cuele para eliminar cualquier fibra. Añada pimienta de Cayena y revuelva. Vierta en un vaso y beba. Rinde 4 porciones.

Nota: Para servirla como sopa, mezcle solamente los tres cuartos del maíz con la leche de almendra; y continúe con la receta como se indica. Vierta en tazones y agregue los granos de maíz crudo restantes en cada tazón. Adorne con una flor de cilantro y espolvoreé el cilantro molido, y sirva inmediatamente.

Sueño de melón verde y coco

½ melón verde, con las semillas y corteza removidos, cortado en trozos
1 puñado pequeño de menta
1 puñado de espinacas
1 taza de leche de coco
6 cubos de hielo

Coloque todos los ingredientes en la licuadora y procese hasta obtener un batido suave. Vierta en dos vasos y sirva frío. Rinde 2 porciones.

¿CÓMO CONGELAR UN PLÁTANO?

Siempre retire la cáscara del plátano antes de congelar. Usted puede cortarlo en trozos y congelarlo en un envase de cristal.

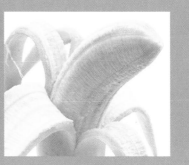

Brisas de la isla

1 mango maduro, pelado, deshuesado y cortado en trozos
1 plátano, pelado y cortado en trozos
½ taza de leche de coco
½ hoja verde de lechuga, cortada en trozos
¾ taza de semillas de granada
6 cubos de hielo

Coloque todos los ingredientes en la licuadora y procese hasta obtener un batido suave y cremoso. Vierta en un vaso y sirva frío. Rinde 1 porción.

Celebración de café

1 taza de café, o de substituto de café, helada
1 plátano, pelado y cortado en trozos
1 cucharada de cocoa o cacao en polvo
1 cucharada de mantequilla de maní o crema de almendra
½ taza de leche de almendra
½ taza no muy apretada de hojas tiernas de espinaca
1 a 2 gotas de stevia 6 cubos de hielo

Combine todos los ingredientes en la licuadora y procese hasta obtener un batido suave y cremoso. Vierta en dos vasos y sirva inmediatamente. Rinde 2 porciones.

Batido helado de melocotón

1 taza de yogur natural
2 melocotones, deshuesados, cortados en trozos, congelados
½ taza no muy apretada de hojas tiernas de espinaca
6 a 8 cubos de hielo

Coloque todos los ingredientes en la licuadora y procese hasta obtener un batido suave y cremoso. Vierta en un vaso y sirva frío. Rinde 1 porción.

Verduras de hoja saltarinas

1 taza de jugo de manzana fresco (el jugo de 2 manzanas aproximadamente)
1 plátano congelado, cortado en trozos
1 taza de verduras de hoja tales como col rizada, berza, o acelga; cortadas en
    trozos
6 a 8 cubos de hielo

Coloque todos los ingredientes en la licuadora y procese hasta obtener un batido suave y cremoso. Vierta en dos vasos y sirva frío. Rinde 2 porciones.

Bebida de mango y açai

1 taza de leche de almendra o leche de coco
1 taza de jugo de açai
1 ½ taza de mango cortado en trozos
½ taza no muy apretada de hojas tiernas de espinaca
1 plátano congelado, cortado en trozos
3 a 4 cubos de hielo

Combine todos los ingredientes en la licuadora y procese hasta obtener un batido suave y cremoso. Vierta en dos vasos y sirva frío. Rinde 2 porciones.

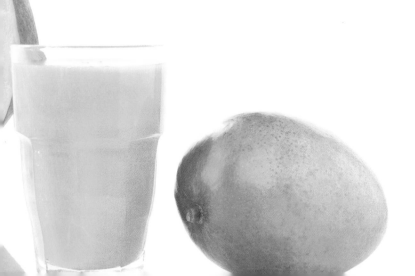

Mango en París

2 hojas de col rizada
1 mango pelado y deshuesado
1 aguacate, pelado, deshuesado y cortado en trozos
1 plátano, pelado y cortado en trozos
1 taza de yogur natural
6 cubos de hielo

Combine todos los ingredientes en la licuadora y procese hasta obtener un batido suave. Vierta en dos vasos y sirva frío. Rinde 2 porciones.

Combinación mediterránea

1 taza de uvas rojas
1 plátano, pelado y cortado en trozos
1 taza apretada de hojas tiernas de espinaca
Jugo de 1 limón (amarillo)
6 cubos de hielo

Coloque todos los ingredientes en la licuadora y procese hasta obtener un batido suave. Vierta en dos vasos y sirva frío. Rinde 2 porciones.

Batido limpiador de mercurio

El cilantro es conocido por ayudar al cuerpo a desintoxicarse del mercurio.
1 puñado de cilantro
1 taza de perejil fresco cortado en trozos
1 penca de apio con hojas, cortada en trozos
1 mango o 1 papaya, pelada y con las semillas removidas, cortado en trozos
El jugo de 1 limón (amarillo)
½ taza de jugo de manzana fresco
2 tazas de ortiga, cortadas en trozos (opcionales)

Combine todos los ingredientes en la licuadora y procese hasta obtener un batido suave y cremoso. Vierta en dos vasos y sirva inmediatamente. Rinde 2 porciones.

Felicidad de Oriente Medio

1 taza de jugo de manzana fresco (el jugo de 2 manzanas aproximadamente)
½ taza de yogur natural reducido en grasa
½ taza no muy apretada de hojas tiernas de espinaca
6 higos pequeños, maduros y frescos, cortados por la mitad
½ cucharadita de extracto de almendra puro
¼ de cucharadita de clavo molido
6 cubos de hielo

Combine todos los ingredientes en la licuadora y procese hasta obtener un batido suave. Vierta en dos vasos y sirva frío. Rinde 2 porciones.

Bebida chispeante de mango y menta

1 puñado pequeño de menta fresca
El jugo de 1 lima (limón verde)
2 mangos, pelados y deshuesados, cortados en trozos
1 taza de agua gasificada, helada

Combine la menta, el jugo de lima y los trozos de mango en la licuadora; y procese hasta obtener un puré. Vierta en dos vasos y revuelva en el agua gasificada. Sirva frío. Rinde 2 porciones.

Energía muscular

Las nueces de la India y la acelga son ricas en magnesio, el cual desempeña un papel muy importante en convertir los carbohidratos en energía. El magnesio es necesario para que las células elaboren ATP (adenosín trifosfato); el combustible del cuerpo. Este mineral también controla el ritmo cardiaco y las contracciones musculares, y es importante para la relajación de los músculo y la prevención de los espasmos musculares.

⅔ de taza de jugo de manzana fresco (el jugo de 2 manzanas aproximadamente)
1 taza de fresas frescas o congeladas
½ taza de nueces de la India crudas
1 taza de acelga, cortada en trozos
1 cucharada de proteína en polvo de su preferencia
½ cucharadita de ácido ascórbico (vitamina C en polvo)
6 cubos de hielo

Vierta el jugo de manzana en la licuadora y agregue las fresas, las nueces de la India, la acelga, la proteína en polvo, el ácido ascórbico y el hielo. Procese en alta velocidad hasta obtener un batido suave y Sirva inmediatamente. Rinde 1 porción.

Gorro de dormir

½ taza de leche de almendra
2 cucharadas de tahini (crema de ajonjolí)
1 ½ cucharadita de ralladura de cáscara de naranja orgánica, recién rallada
1 cucharada de lecitina granulada
1 cucharadita de extracto puro de vainilla
1 plátano, pelado y cortado en trozos
2 hojas de col rizada, cortada en trozos
½ naranja, pelada y cortada en trozos
4 a 6 cubos de hielo

Combine todos los ingredientes en la licuadora y procese hasta obtener un batido suave y cremoso. Vierta en un vaso y sirva frío. Rinde 1 porción.

En el Green

1 pepino, pelado si no es orgánico y cortado en trozos
½ taza de col rizada cortada en trozos
½ taza de perejil cortado en trozos
½ taza de piña congelada, cortada en trozos
1 cucharada de aceite de coco virgen orgánico
6 a 8 cubos de hielo

Combine todos los ingredientes en la licuadora y procese hasta obtener un batido suave y cremoso. Vierta en un vaso y sirva frío. Rinde 1 porción.

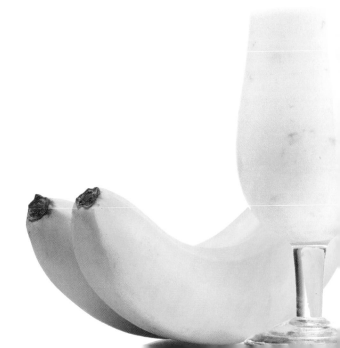

Malteada de naranja, vainilla y col rizada

El jugo de 2 naranjas
2 hojas de la col rizada, cortada en trozos
1 taza de yogur natural
½ cucharadita de extracto puro de vainilla
⅛ de cucharadita de agua de azar (disponible en tiendas especializadas y
   algunos supermercados; opcional)
6 a 8 cubos de hielo

Combine todos los ingredientes en la licuadora y procese hasta obtener un
batido suave y cremoso. Vierta en un vaso y sirva frío. Rinde 1 porción.

Leche helada de papaya

1 taza de leche de almendra
1 papaya, cortada en trozos y congelada (aproximadamente 1 ½ tazas)
½ taza de perejil de hoja plana cortado en trozos
1 ½ cucharadita de ralladura de cáscara del limón (amarillo) orgánico, recién
   rallada
1 cucharadita de extracto puro de vainilla

Coloque todos los ingredientes en la licuadora y procese hasta obtener un
batido suave y cremoso. Vierta en dos vasos y sirva frío. Rinde 1 a 2 porciones.

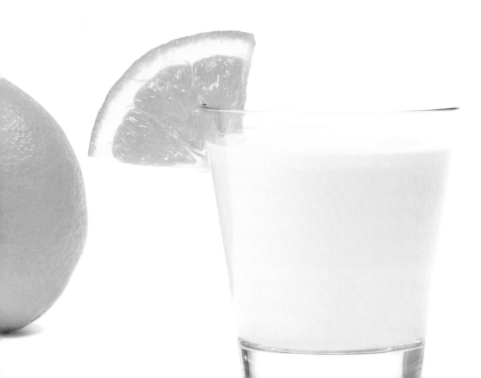

Brisa de melocotón y almendra

½ taza de jugo de naranja fresco
½ taza de leche de almendra
2 melocotones, deshuesados
1 taza no muy apretada de hojas tiernas de espinaca
1 plátano congelado, cortado en trozos
¼ de taza de almendras tostadas
6 a 8 cubos de hielo

Coloque todos los ingredientes en la licuadora y procese hasta obtener un batido suave y cremoso. Vierta en dos vasos y sirva frío. Rinde 1 a 2 porciones.

Melocotones y especias

¾ de taza de jugo de manzana (aproximadamente el jugo de ½ manzana grande)
½ taza de yogur natural
1 ½ taza de melocotones congelados, deshuesados y cortados en trozos
½ taza de espinaca
1 plátano congelado, cortado en trozos
1 cucharadita de canela
3 a 4 cubos de hielo (opcional, es posible que no lo necesite si usa fruta congelada)

Vierta el jugo en la licuadora; agregue el yogur, los melocotones, la espinaca, el plátano, la canela y el hielo al gusto. Procese hasta tener un batido suave y cremoso. Rinde 2 porciones.

Manía de mantequilla de maní

1 taza de fresas con las hojas que las coronan
1 plátano, pelado y cortado en trozos
1 taza apretada de hojas tiernas de espinaca
3 cucharadas de mantequilla de maní
6 cubos de hielo

Coloque todos los ingredientes en la licuadora y procese hasta obtener un batido suave. Vierta en dos vasos y sirva frío. Rinde 2 porciones.

Fiesta de pacana

1 taza de jugo de piña fresco
½ taza de piña congelada, cortada en trozos
1 plátano congelado, cortado en trozos
1 taza apretada de hojas tiernas de espinaca
¼ de taza de pacanas
6 a 8 cubos de hielo

Combine todos los ingredientes en la licuadora y procese hasta obtener un batido suave. Vierta en dos vasos y sirva frío. Rinde 2 porciones.

Bebida de hierbabuena

1 taza de jugo de manzana fresco
1 pera madura, lavada, sin rabo, y cortada en trozos
1 kiwi, pelado y cortado en trozos
1 puñado de espinacas
¼ de taza de hojas de menta cortadas en trozos
4 a 5 gotas de stevia
⅛ de cucharadita de extracto puro de hierbabuena
6 cubos* de hielo de té hierbabuena

Vierta el jugo de manzana en la licuadora; agregue la pera, el kiwi, la espinaca, las hojas de menta, la stevia, el extracto de hierbabuena y los cubos de hielo de té de hierbabuena. Procese en alta velocidad hasta obtener un batido suave y cremoso. Sirva inmediatamente. Rinde 2 porciones.

   *Nota: Para los cubos de hielo de té de hierbabuena: Sumerja una bolsa de té hierbabuena en una taza de agua caliente por alrededor de veinte minutos o hasta que el té sea de sabor intenso. Vierta el té en seis espacios de la bandeja para hacer hielo y congele.

Manía de piña

1 taza de piña fresca, pelada y cortada en trozos
1 taza de fresas con las hojas que las coronan
1 papaya, pelada (algunas semillas pueden ser utilizadas)
1 taza de hojas tiernas de espinaca
6 cubos de hielo

Coloque todos los ingredientes en la licuadora y procese hasta obtener un batido suave. Vierta en dos vasos y sirva frío. Rinde 2 porciones.

Escarchado de piña y menta

1 taza de jugo de piña fresco
1 ½ taza de piña congelada en trozos
1 taza apretada de hojas tiernas de espinaca
½ taza de hojas de menta cortadas en trozos
4 cubos de hielo

Combine todos los ingredientes en la licuadora y procese hasta obtener un batido suave. Vierta en un vaso y sirva frío. Rinde 1 porción.

Delicioso de ciruela

½ taza de leche de almendra
1 cucharadita de extracto puro de vainilla
5 ciruelas negras, enjuagadas, deshuesadas y cortadas a la mitad
1 plátano congelado, cortado en trozos
½ taza no muy apretada de hojas tiernas de espinaca
6 cubos de hielo

Combine la leche en la licuadora con la vainilla, las ciruelas, el plátano, la espinaca y el hielo. Procese en alta velocidad hasta obtener un batido suave y cremoso, Sirva inmediatamente. Rinde 1 porción.

Bombo

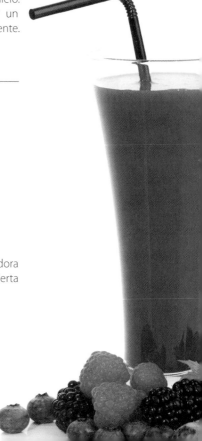

1 taza de jugo de naranja fresco
1 plátano, pelado y cortado en trozos
1 taza no muy apretada de hojas tiernas de espinaca
½ taza de frambuesas frescas o congeladas
½ taza de arándanos azules, frescos o congelados
½ taza de zarzamoras, frescas o congelados
3 cubos de hielo si usa fruta congelada; 6 cubos
de hielo si usa fruta fresca

Coloque todos los ingredientes en la licuadora y procese hasta obtener un batido suave. Vierta en dos vasos y sirva frío. Rinde 2 porciones.

Licuado de ruibarbo y plátano

2 cañas de ruibarbo sin hojas (son tóxicas), cortadas en trozos
1 plátano congelado, cortado en trozos
1 taza de leche de almendra
1 cucharadita de canela
1 puñado de espinacas
1 a 2 gotas stevia
6 cubos de hielo

Combine todos los ingredientes en la licuadora y procese hasta obtener un batido suave. Vierta en dos vasos y sirva frío. Rinde 2 porciones.

Moras rockeras

1 taza de leche de almendra o leche de coco
2 tazas de moras frescas o congeladas (arándanos azules, zarzamoras, o frambuesas)
½ taza de jugo de açai
1 taza de hojas tiernas de espinaca
1 cucharadita de extracto puro de vainilla
6 cubos de hielo (opcional, es posible que no lo necesite si usa fruta congelada)

Combine la leche en la licuadora con las moras, el jugo, la vainilla y el hielo. Procese hasta tener un batido suave y cremoso. Rinde 1 porción.

Navega

1 papaya, pelada y cortada en trozos (aproximadamente 1 ½ taza); usted puede utilizar algunas semillas
1 taza apretada de hojas tiernas de espinaca
½ taza de leche de coco
¼ de taza ligeramente apretada de coco rallado sin endulzar
1 ½ cucharadita de ralladura de cáscara de lima (limón verde) orgánica, recién rallada
1 cucharadita de extracto puro de vainilla

Combine todos los ingredientes en la licuadora y procese hasta obtener un batido suave y cremoso. Sirva inmediatamente. Rinde 1 a 2 porciones.

Tomate sabroso

6 a 8 tomates medianos
El jugo de 1 limón (amarillo)
1 aguacate, pelado, sin hueso, y cortado en trozos
⅔ de taza de brotes del girasol o de trigo sarraceno
½ taza apretada de hojas tiernas de espinaca
¼ de taza de albahaca fresca, cortada en trozos
1 diente de ajo pequeño, cortado en trozos
Pizca de sal marina celta o un poco de aminoácidos líquidos marca Braggs

Corte los tomates, colóquelos en la licuadora y procese para hacerlos puré. El puré debe ser un poco espeso. Después agregue el jugo de limón, el aguacate, los brotes, la espinaca, la albahaca, el ajo y los aminoácidos líquidos o la sal. Procese en la licuadora y vierta en dos vasos. O bien, puede vertirlo en tazones y servirlo como sopa. Rinde 2 porciones.

Batido verde del sudoeste

1 ¼ de tazas de jugo de zanahoria fresco (5 a 7 zanahorias medianas, o aproximadamente 1 libra (453,59 gramos) rinde 1 taza aprox.)
1 puñado de espinacas
1 aguacate, pelado, deshuesado, y cortado en trozos
½ cucharadita de comino molido

Combine todos los ingredientes en la licuadora y procese hasta obtener un batido suave. Sirva frío. Rinde 1 porción.

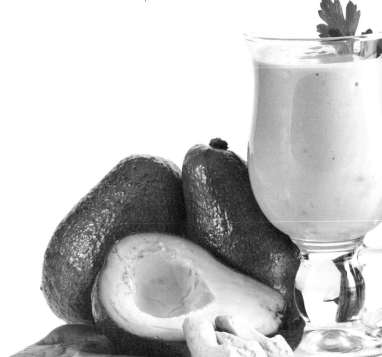

Spice Girl

1 taza de jugo de manzana fresco (aproximadamente 2 manzanas)
1 plátano, pelado y cortado en trozos
1 trozo de media pulgada (1,27 cm) de raíz de jengibre (procese en el extractor
    de jugos con las manzanas o bien, ralle)
4 onzas (113,4 gramos) queso de soya orgánico suavizado
½ taza apretada de hojas tiernas de espinaca
½ cucharadita de canela
⅛ de cucharadita de pimienta negra molida
½ cucharadita de comino molido
⅛ de cucharadita de cardamomo molido

Combine todos los ingredientes en la licuadora y procese hasta obtener un
batido suave y cremoso. Vierta en dos vasos y sirva frío. Rinde 2 porciones.

Tomate picante

5 tomates, cortados en trozos
1 pepino, pelado si no es orgánico
3 pencas de apio, cortadas en trozos
3 hojas de la col rizada, picadas
1 diente del ajo, pelado y picado
 Una pizca de algas en polvo, o de hojuelas de dulse (*Dulse flakes*)
1 aguacate, pelado, deshuesado, y cortado en trozos

Procese los tomates en la licuadora a baja velocidad. Agregue el pepino
y continúe licuando a baja velocidad; después agregue el apio y mezcle
rápidamente en alta velocidad. Agregue un poco agua si la mezcla llega
a ser demasiado espesa. Agregue después la hoja de la col rizada, el ajo, y
el alga o dulse, y licue la mezcla en alta velocidad. Agregue el aguacate y
procese en alta velocidad hasta quedar bien mezclado. Rinde 2 porciones.

Flor del primavera

1 taza de jugo de naranja fresco (el jugo de 2 naranjas medianas)
½ taza de perejil de hoja plana cortado en trozos
½ taza de yogur natural reducido en grasa
1 cucharadita de agua de azar
1 cucharadita de ralladura de cáscara de naranja orgánica
6 cubos de hielo

Combine todos los ingredientes en la licuadora y procese hasta obtener un
batido suave y cremoso. Vierta en un vaso y sirva frío. Rinde 1 porción.

Batido de almendra y vainilla con brotes

1 taza de almendras crudas
1 taza de leche de almendra sin endulcorar
1 taza de moras de su elección
1 taza de hojas verdes tales como col rizada, berza, o acelga; picadas
½ cucharadita de extracto puro de vainilla
6 cubos de hielo

Remoje las almendras en agua purificada durante la noche para que puedan germinar. (Los brotes de almendra permiten que la almendra germine parcialmente, lo cual remueve los inhibidores enzimáticos y aumenta su valor nutricional). Procese en la licuadora las almendras, la leche de almendra, las moras, la vainilla y el hielo. Vierta en un vaso y sirva tan pronto como sea posible. Rinde 2 porciones.

Crema de coco y fresa

½ taza de leche de almendra
5 onzas (141,5 gramos) de queso de soya orgánico suavizado
⅓ de taza ligeramente apretada de coco rallado
8 a 10 fresas, frescas o congeladas
½ taza no muy apretada de hojas tiernas de espinaca
1 cucharadita de extracto puro de vainilla
6 cubos de hielo

Coloque todos los ingredientes en la licuadora y procese hasta obtener un batido suave y cremoso. Sirva frío. Rinde 2 porciones.

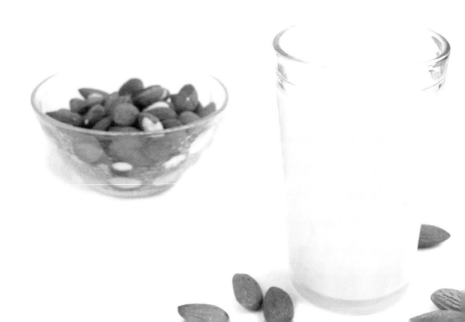

Paraíso de fresa

4 ½ tazas de fresas con las hojas que las coronan
1 plátano maduro, pelado y cortado en trozos
1 puñado de espinacas
½ taza de queso de soya orgánico suavizado
½ taza de jugo de naranja fresco
6 a 8 cubos de hielo

Combine todos los ingredientes en la licuadora y procese hasta obtener un batido suave. Vierta en dos vasos y sirva frío. Rinde 2 porciones.

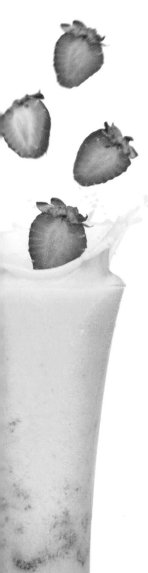

Brisa de verano de arándano azul

1 plátano congelado, cortado en trozos
½ taza de arándanos azules, frescos o congelados
1 hoja de lechuga romana, picada
1 puñado pequeño de menta, picada
6 cubos de hielo

Combine todos los ingredientes en la licuadora y procese hasta obtener un batido suave. Sirva frío. Rinde 1 porción.

Almuerzo dominical

2 tomates, cortados en trozos
1 puñado de cilantro, cortado en trozos
El jugo de 1 lima (limón verde)
Una pizca de sal marina celta
Un poco de salsa picante

Combine todos los ingredientes en la licuadora y procese hasta obtener una bebida homogénea. Sirva frío. Rinde 2 porciones.

Batido verde estupendo

1 ¼ de taza de jugo pepino fresco (aproximadamente 1 pepinos grande o 2 medianos, pelados si no son orgánicos)
2 pencas de apio con hojas, procesadas en el extractor de jugos
1 hoja de col rizada, picada
1 aguacate, pelado, deshuesado, y cortado en trozos
1 diente de ajo, pelado
4 onzas (113,4 gramos) de queso de soya orgánico suavizado
½ taza de perejil de hoja plana cortado en trozos grandes
2 cucharaditas de cebolla dulce picada
1 cucharadita de eneldo deshidratado

Vierta el jugo del pepino y del apio en la licuadora; agregue la col rizada, el aguacate, el ajo, el queso de soya, el perejil, la cebolla y el eneldo. Licue en alta velocidad hasta obtener un batido suave y cremoso; sirva y beba inmediatamente pues su sabor no es agradable si se deja reposar. Rinde 2 porciones.

Tahini verde dulce

1 manzana, lavada y procesada en el extractor de jugos (aproximadamente ½ taza de jugo)
1 penca de apio con hojas, procesada en el extractor de jugos
1 cucharada de tahini (crema de ajonjolí)
1 plátano, pelado y cortado en trozos
½ taza apretada de hojas tiernas de espinaca
6 cubos de hielo

Combine todos los ingredientes en la licuadora y procese hasta obtener un batido suave y cremoso. Sirva frío. Rinde 1 porción.

Batido de tahini verde

1 taza de yogur natural
1 puñado grande de espinacas
1 hojas de col rizada, picada
1 cucharada de tahini (crema de ajonjolí)
1 cucharadita de extracto puro de frambuesa
1 cucharadita de extracto puro de vainilla
½ cucharadita de ralladura de cáscara de naranja orgánica, recién rallada
1 a 2 gotas de stevia (opcional)
6 cubos de hielo

Coloque todos los ingredientes en la licuadora y procese hasta obtener un batido suave y cremoso. Sirva frío. Rinde 1 porción.

Batido verde tailandés

1 mango, pelado, deshuesado, y cortado en trozos
1 naranja, pelada y cortada en trozos
1 puñado de espinacas
½ plátano, pelado y cortado en trozos
1 trozo de una pulgada (2,54 cm) de citronela, magullada
½ taza de leche de coco
6 cubos de hielo

Coloque todos los ingredientes en la licuadora y procese hasta obtener un batido suave y cremoso. Sirva frío. Rinde 2 porciones.

Tornado tomate y limón

1 taza de jugo de tomate (2 a 3 tomates medianos, procesados en el extractor de jugos)
2 tomates, cortados en trozos y congelados
½ taza apretada de hojas tiernas de espinaca
El jugo de 1 limón (amarillo)
1 cucharadita de ralladura de cáscara del limón (amarillo) orgánico, recién rallada
6 hojas frescas de albahaca, enjuagadas

Vierta el jugo de tomate en la licuadora y agregue los trozos congelados de tomate, la espinaca, el jugo de limón, la ralladura de limón y la albahaca. Procese en alta velocidad hasta obtener un batido suave. Sirva inmediatamente. Rinde 2 porciones.

Batido de tomate, limón y pepino

2 tomates, cortados en trozos
1 pepino, pelado si no es orgánico y cortado en trozos
El jugo de 1 limón (amarillo)
1 puñado de cilantro
1 aguacate, pelado, deshuesado y cortado en trozos

Coloque todos los ingredientes en la licuadora y procese hasta obtener un batido suave. Vierta en dos vasos y sirva frío. Rinde 2 porciones.

Lo mejor de la mañana

½ taza de leche de almendra
½ taza de yogur natural reducido en grasa
1 taza de melocotones deshuesados, congelados y partidos en trozos
1 taza de arándanos azules, congelados
½ taza apretada de hojas tiernas de espinaca
4 a 5 gotas de stevia
1 cucharadita de extracto puro de vainilla
Almendras molidas o semillas de chia para adornar (opcional)

Coloque todos los ingredientes en la licuadora y procese hasta obtener un batido suave y cremoso. Vierta en dos vasos, espolvoreé por encima las almendras o las semillas de chía al gusto y sirva frío. Rinde 2 porciones.

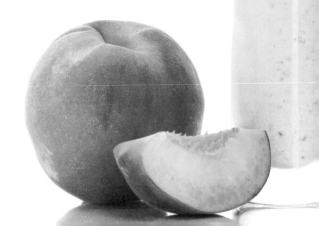

Escarchado tropical

1 taza de piña fresca, pelada y cortada en trozos
1 naranja, dividida en gajos
1 plátano congelado, cortado en trozos
1 taza de fresas frescas con las hojas que las coronan
1 taza apretada de hojas tiernas de espinaca
El jugo de 1 limón (amarillo)
El jugo de 1 naranja
6 a 8 cubos de hielo

Coloque todos los ingredientes en la licuadora y procese hasta obtener un batido suave. Vierta en dos vasos y sirva frío. Rinde 2 porciones.

Batido verde tropical

2 hojas de col rizada, picadas
1 papaya, pelada y picada (puede utilizar algunas semillas)
1 mango maduro, pelado, deshuesado y cortado en trozos
1 puñado de espinacas
El jugo de 1 lima (limón verde)
1 cucharadita de jengibre fresco, pelado y cortado en trozos
1 taza de leche de coco
6 a 8 cubos de hielo

Coloque todos los ingredientes en la licuadora y procese hasta obtener un batido suave. Vierta en dos vasos y sirva frío. Rinde 2 porciones.

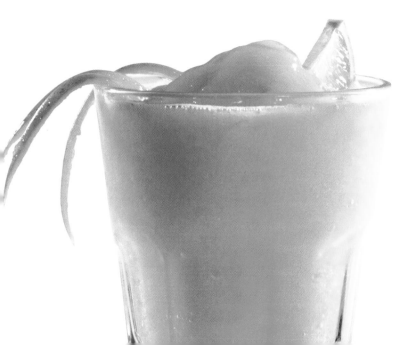

Agasajo tropical

¾ de taza de leche de coco
1 papaya, pelada, con las semillas removidas, cortada en trozos y congelada
    (aproximadamente 1 ½ tazas)
1 ½ cucharadita de ralladura de cáscara de naranja orgánica, recién rallada
1 cucharadita de extracto puro de vainilla
1 taza de hojas tiernas de espinaca

Vierta la leche en la licuadora, después agregue la papaya, la cáscara de naranja, la vainilla y la espinaca. Procese en alta velocidad hasta obtener un batido suave y sirva inmediatamente. Rinde 2 porciones.

Consejo: Para congelar la papaya, coloque simplemente los trozos de la papaya en un bolsa para congelar y congélelos hasta que queden sólidos.

Viva la mora

1 plátano, pelado y cortado en trozos
1 taza de yogur natural
½ taza de arándanos azules, frescos o congelados
½ taza de fresas frescas o congeladas
½ cucharadita de extracto puro de vainilla
3 a 6 cubos del hielo, dependiendo de si usted está utilizando fruta fresca o
    congelada

Coloque todos los ingredientes en la licuadora y procese hasta obtener un batido suave. Vierta en dos vasos y sirva frío. Rinde 2 porciones.

Compañero para la pérdida de peso

1 taza de leche de coco
1 taza de moras de su elección
½ taza apretada de hojas tiernas de espinaca
1 a 2 cucharadas de proteína en polvo de su preferencia
1 cucharada de aceite de coco virgen orgánico
2 cucharadas de linaza molida
1 cucharadita de extracto puro de vainilla
¼ de cucharadita de extracto de almendra
2 a 3 gotas de stevia
6 a 8 cubos del hielo

Combine todos los ingredientes en la licuadora con excepción del hielo y procese hasta obtener un batido suave y cremoso. Agregue el hielo después de que licúe el aceite de coco para que no se formen grumos. Usted puede utilizar más o menos hielo, dependiendo de qué tan frío prefiera su batido. Rinde 1 a 2 porciones.

Compañero de entrenamiento

½ taza de leche de almendra
½ taza de queso de soya orgánico suavizado
1 plátano, pelado y cortado en trozos
1 puñado de espinacas
2 cucharadas de mantequilla de maní o crema de almendra
1 cucharada de linaza
1 cucharadita de extracto puro de vainilla
1 cucharadita de germen de trigo
½ cucharadita de ácido ascórbico (polvo de vitamina C)
1 cucharada de proteína en polvo de su preferencia
3 a 4 gotas de stevia
6 cubos de hielo

Coloque todos los ingredientes en la licuadora y procese hasta obtener un batido suave y cremoso. Bébalo tan pronto como sea posible. Rinde 1 a 2 porciones.

Sueño de batata

1 ½ taza de jugo batata (aproximadamente de 2 batatas grandes)
1 taza de leche de almendra, leche de avena o leche de arroz
½ taza apretada de hojas tiernas de espinaca
¼ de taza de cebolla roja, picada
1 aguacate, pelado, deshuesado y cortado en trozos
1 cucharadita de nuez moscada
¼ de cucharadita de canela
¼ de cucharadita de pimienta dulce molida
¼ de cucharadita de macis molida
¼ de cucharadita de cardamomo

Procese en el extractor de jugos dos batatas grandes, rendirán aproximadamente 1½ taza de jugo. Deje el jugo reposar en una taza o tazón medidor hasta que el almidón quede en el fondo. Este tendrá una apariencia espesa y blanca. Este proceso deberá llevarse alrededor de una hora. Vierta el jugo claro pero no el almidón, ya que esto lo hará arenoso. Vierta el jugo y la leche de la batata en la licuadora. Agregue la espinaca, la cebolla, y el aguacate; y procese hasta obtener un batido suave. Agregue las especias y licue hasta homogeneizar. Vierta en dos vasos y sirva frío. O bien, puede vertirlo en tazones y servirlo como sopa. Rinde 2 porciones.

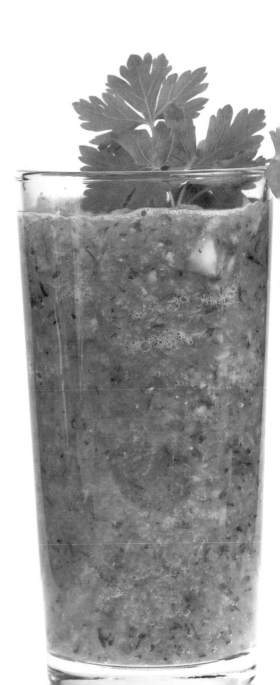

Apéndice A

LA GUÍA DE COMPRAS DE *EL GRAN LIBRO DE JUGOS Y BATIDOS VERDES*

L A GENTE ME ha pedido muchas veces que proporcione una guía de compras que les ayude para comenzar a hacer jugos. Abajo encontrará una lista básica que lo llevará al supermercado, al mercado orgánico o a la tienda de abarrotes local y de vuelta a casa con algunos ingredientes esenciales para comenzar a hacer jugos. Esta lista debe proporcionar suficientes frutas y verduras para preparar jugo para una persona durante una semana. Asegúrese de revisar las recetas antes de hacer las compras, de manera que usted pueda agregar los artículos específicos que necesitará para poner en práctica las recetas que desea probar.

- 5 a 10 libras (2 a 4,5 kilos) de zanahorias orgánicas
- 7 limones (amarillos) o limas (limones verdes); o bien, 3 o 4 de cada uno
- 7 pepinos
- 1 manojo de apio
- 2 manojos de acelgas o hojas de berza
- 1 manojo de perejil
- 1 raíz grande de jengibre
- 7 manzanas (las variedades verdes son más bajas en azúcar)

Apéndice B

LA GUÍA DE RECURSOS DE *EL GRAN LIBRO DE JUGOS Y BATIDOS VERDES*

INSCRÍBASE GRATIS AL Boletín en inglés de los jugos de La Dama de los Jugos en www.juiceladyinfo.com.

Sitio web de Cherie

- www.juiceladyinfo.com: información para adelgazar y preparar jugos
- www.cheriecalbom.com
- www.sleepawaythepounds.com: información sobre el programa y los productos Sleep Away the Pounds [Duerma y adelgace]
- www.gococonuts.com: información sobre el consumo de coco y el aceite de coco

Los retiros con jugo de salud y bienestar de La Dama de los Jugos

¡Lo invito a que nos acompañe durante una semana que puede cambiar su vida! Nuestros retiros ofrecen alimentos orgánicos de alta cocina crudos con un ayuno de jugos de tres días a media semana. Ofrecemos clases interesantes e informativas en un hermoso y pacífico escenario donde usted podrá experimentar sanidad y restauración del cuerpo y del alma. Para más información, un folleto y las fechas de los retiros, llame al 866-843-8935 en los Estados Unidos.

Programe una consulta de nutrición con La Dama de los Jugos

Llame al 866-843-8935 en los Estados Unidos.

Para invitar a La Dama de los Jugos a dar una plática para su organización

Llame al 866-843-8935 en los Estados Unidos.

Otros libros de Cherie y John Calbom

Estos libros se pueden pedir en los sitios web arriba mencionados; o bien llamando al 866-8GETWEL (866-843-8935) en los Estados Unidos.

- Cherie Calbom, *The Juice Lady's Weekend Weight-Loss Diet* [La dieta para bajar de peso en un fin de semana de La Dama de los Jugos] (Siloam)
- Cherie Calbom, *The Juice Lady's Living Foods Revolution* [La revolución de alimentos vivos de La Dama de los Jugos] (Siloam)
- Cherie Calbom, *The Juice Lady's Turbo Diet* [La dieta turbo de La Dama de los Jugos] (Siloam)
- Cherie Calbom, *The Juice Lady's Guide to Juicing for Health* [La guía de La Dama de los Jugos para recuperar su salud haciendo y tomando jugos] (Avery)
- Cherie Calbom y John Calbom, *Sleep Away the Pounds* [Duerma y adelgace] (Wellness Central)
- Cherie Calbom, *The Wrinkle Cleanse* [Límpiese de las arrugas] (Avery)
- Cherie Calbom y John Calbom, *The Coconut Diet* [La dieta de coco] (Wellness Central)

- Cherie Calbom, John Calbom, y Michael Mahaffey, *The Complete Cancer Cleanse* [Límpiese completamente de cancer] (Thomas Nelson)
- Cherie Calbom, *The Ultimate Smoothie Book* [El libro definitivo de batidos] (Wellness central)

Extractores de jugo

Descubra cuáles son los extractores de jugo recomendados por Cherie. Llame al 866-8GETWEL (866-843-8935) en los Estados Unidos o visite www.juiceladyinfo.com.

Deshidratadores

Encuentre los mejores deshidratadores recomendados Cherie. Llame al 866-8GETWEL (866-843-8935) en los Estados Unidos o visite www.juiceladyinfo.com.

Estimulante del sistema linfático

Para ver la máquina de oscilación (estimulante del sistema linfático), visite www.juiceladyinfo.com o bien, llame al 866-8GETWEL (866-843-8935) en los Estados Unidos.

Polvo de verduras

Para comprar o para obtener información sobre Barley Max, Carrot Juice Max y Beet Max powders, vaya a www.juiceladyinfo.com o bien, llame al 866-8GETWEL (866-843-8935) en los Estados Unidos. (Estos polvos son ideales cuando usted viaja o cuando no puede hacer jugo.)

Aceite de coco virgen

Para más información sobre el aceite de coco virgen, visite www.juiceladyinfo.com o www.gococonuts.com; o bien llame al 866-8GETWEL (866-843-8935) en los Estados Unidos. Para ahorrar dinero, le recomendamos que pida productos en cantidades grandes como galones o cuartos de galón, ya que no los encontrará fácilmente en los almacenes.

Suplementos

- Multivitamínicos de Thorne Research: llame al 866-843-8935 en los Estados Unidos.

- Digestive enzymes Ness Formula [Fórmula Ness de enzimas digestivas] #4 y #16 son excelentes para ayudar a la digestión. Tómelas entre comidas. Ayudan a limpiarse de las proteínas no digeridas. Con la adición de enzimas, usted debe notar que su cabello y sus uñas crecen mejor. Llame al 866-8GETWEL (866-843-8935) en los Estados Unidos.

- Calcium citrate [Citrato de calcio] o Calcium Citramate por Thorne Research [Suplemento alimenticio de calcio] (contienen citrato-malato de calcio y el ácido málico; ofrecen una buena solubilidad y máxima absorción del calcio respecto a otras formas de calcio): llame al 866-843-8935 en los Estados Unidos.

- Magnesium Citrate [Citrato de magnesio] o Magnesium Citramate [Suplemento alimenticio de magnesio] por Thorne Research (contienen citrato-malato de magnesio y ácido málico): llame al 866-843-8935 en los Estados Unidos.

- Vitamina C con bioflavonoides o Buffered C Powder [Vitamina C en polvo amigable con el estómago] por Thorne Research o Allergy Research (contiene ácido ascórbico, calcio, magnesio y potasio): llame al 866-843-8935 en los Estados Unidos.

- Vitamina D3 (1000 o 5000 mg) por Thorne Research: llame al 866-843-8935 en los Estados Unidos.

Productos limpiadores del colon

Llame al 866-843-8935 en los Estados Unidos para más información sobre las recomendaciones de fibra que Cherie menciona a continuación.

- Medibulk de Thorne (polvo de psyllium, polvo de ciruela pasa, pectina de manzana)

- Paquete limpiador de colon: Después de años de comer alimentos estándar, es bastante común acumular una capa de placa mucoide: material mucoso endurecido y residuos de alimentos que pueden recubrir el tracto grastrointestinal. Los nutrientes se absorben a través de la pared intestinal. La placa obstaculiza nuestra capacidad de absorber los alimentos, lo que puede llevar a numerosos problemas de salud. Este kit de limpieza de colon contiene productos que pueden retirar la placa de su pared intestinal y sacarla de su sistema: Estimulador digestivo, Absorbente de Toxinas, coctelera de cristal, guía del usuario y calendario de dosificación. Especifique si lo quiere sabor jengibre o hierbabuena. Para más información, visite www.juiceladyinfo.com.

Kit de limpieza interna

El kit completo y exhaustivo de limpieza interna contiene dieciocho artículos para un programa de limpieza de veintiún días. Usted obtiene un kit de limpieza de colon gratuito, junto con el rejuvenecedor de hígado y vesícula, el restaurador de bacterias amigables, el limpiador de parásitos, el rejuvenecedor de pulmón, el rejuvenecedor de riñón y vejiga, el rejuvenecedor de sangre y piel y el rejuvenecedor de la linfa, junto con una coctelera de cristal, guía del usuario y calendario de dosificación. Especifique si lo quiere sabor jengibre o hierbabuena. Costo: $279 dólares, menos descuento de 5%. Usted puede pedir los productos de limpieza y obtener 5% de descuento llamando al 866-843-8935. Si usted desea leer más sobre los kits de limpieza, vaya a mi sitio web: www.juiceladyinfo. com. Sin embargo, usted necesita pedirlo vía el número sin costo de larga distancia para obtener el descuento. Mencione mi precio de descuento especial por el libro.

Productos de limpieza de candida albicans

- Kit de limpieza corporal interna total: visite el sitio web www.juiceladyinfo.com o llame al 866-843-8935.

Productos de limpieza de metales pesados y compuestos tóxicos

Para todos estos productos visite www.thejuiceladyinfo.com o llame al 866-843-8935.

- MetalloClear: diseñado para ayudar a los pacientes a permanecer sanos a través de proporcionarles ayuda especializada para el metabolismo de metales pesados.

- Heavy Metal Support de Thorne: repone los minerales importantes y otros nutrientes perdidos durante el quelado del metal.

Hierbas limpiadoras del riñón

- Rejuvenecedor de riñón y vejiga: visite el sitio web www.thejuiceladyinfo.com o llame al 866-843-8935.

Productos limpiadores de hígado y vesícula biliar

Para todos estos productos visite www.thejuiceladyinfo.com o llame al 866-843-8935.

- Paquete de nutrientes para la desintoxicación (Liver Cleanse [Limpieza de hígado]): Paquetes de suplementos completos "llévelos a dondequiera" para apoyo en la desintoxicación.

- Tinturas herbales chinas (kit de cuatro partes) para utilizar con el Programa de Cherie de Desintoxicación del Hígado.

Rejuvenecedor de pulmón

Visite www.thejuiceladyinfo.com o llame al 866-843-8935.

Rejuvenecedor de la linfa

Visite www.thejuiceladyinfo.com o llame al 866-843-8935.

Productos para limpiarse de parásitos

Para todos estos productos visite www.thejuiceladyinfo.com o llame al 866-843-8935.

- Auxiliar de limpieza grande 1 y 2 y Auxiliar de limpieza pequeño

- Kit de limpieza corporal interna total (incluye el kit auxiliar de limpieza y un kit de limpieza de colon gratuito).

Rejuvenecedor de piel y sangre

Visite www.thejuiceladyinfo.com o llame al 866-843-8935.

Información y productos para desórdenes específicos

Desórdenes del sueño

La prueba de neurotransmisores es la mejor manera de determinar si se le ha agotado alguna sustancia en el cerebro que podría estar causando problemas al dormir. La prueba puede ser realizada sin importar si usted está tomando medicamentos o no. Usted puede determinar si sus neurotransmisores están fuera de balance a través de tomar la Autoevaluación del Programa de Bienestar Cerebral (Brain Wellness Program). Solo vaya a www.neurogistics.com y haga clic en "Get Started" [Inicio]. Utilice el código del médico SLEEP (en mayúsculas). Usted puede pedir el programa, que incluye una prueba de orina en casa que rendirá un informe sobre sus niveles de neurotransmisores.

Se le dará un protocolo personalizado con las pautas para que tome los aminoácidos corrector para ayudarlo a corregir lo que esté fuera de equilibrio. O puede llamar al 866-843-8935 para más información.

Apéndice C

GLOSARIO

NOMBRE EN INGLÉS	NOMBRE CIENTÍFICO	NOMBRE USADO	OTROS NOMBRES	CARACTERÍSTICAS
Acai	Euterpe oleracea	Açai	Açaí (se pronuncia assaí)	-
Allspice	-	Pimienta dulce	Pimienta gorda	-
Almond	Prunus amygdalus	Almendra	-	-
Almond butter	-	Crema de almendras o mantequilla de almendras	-	-
Almond milk	-	Leche de almendras	-	-
Anaheim peppers	Capsicum annuum	Chile Anaheim	California chili o Chile Magdalena.	-
Anise extract	-	Estracto de anís	-	-
Apple	-	Manzanas	-	-
Apricot	-	Albaricoque	Chabacano	-
Arugula	Eruca verisicaria	Rúcula	Roqueta	-
Asian pear	Pyrus pyrifolia	Nashi	Nashi, pera nashi, pera japonesa, pera coreana, pera de Taiwán, pera de arena, pera manzana, pera oriental, pera manzana.	-
Asparagus	Asparagus officinalis	Espárrago	-	-
Avocado	Persea americana	Aguacate	Palta	-

NOMBRE EN INGLÉS	NOMBRE CIENTÍFICO	NOMBRE USADO	OTROS NOMBRES	CARACTÉRISTICAS
Baby bok choy	-	Repollo chino tierno	-	-
Baby greens	-	Hojas verdes tiernas	-	-
Baby spinach	-	Hojas tiernas de espinaca	-	-
Banana	Platanus occidentalis	Plátano	-	-
Barley green	-	Hojas tiernas de cebada	-	-
Bartlett pear	-	Pera Bartlett	-	-
Basil	-	Albahaca	-	-
Beet	Beta vulgaris	Remolacha	Betabel	-
Bell pepper (green red or yellow)	-	Pimiento morrón	Pimentón, morrón, pimiento	-
Berries	-	Moras	-	-
Black currants	Ribes nigrum	Grosella negra	-	-
Black grapes	-	Uvas negras	-	-
Black pepper	-	Pimienta negra	-	-
Blackberries	Rubus ulmifolius	Zarzamora	Mora, zarza	-
Blood orange	Citrus x sinensis	Naranja sanguina	Naranja Roja	-
Blueberries (domestic)	Vaccinium corymbosum	Aándano azul	Mora azul	-
Broccoli	Brassica oleracea italica	Brócoli	Brecol	-
Buckwheat sprouts	Fagopyrum esculentum	Brotes de trigo sarraceno	Alforjón	-
Butternut squash	Cucurbita moschata	Calabaza moscada	-	-

NOMBRE EN INGLÉS	NOMBRE CIENTÍFICO	NOMBRE USADO	OTROS NOMBRES	CARACTÉRISTICAS
Cabbage	Capitata var. alba	Repollo	Col	-
Cacao	Theobroma cacao	Cacao	-	-
Cantaloupe (domestic)	-	Melón nacional	-	-
Cardamom	Elettaria cardamomum	Cardamomo	-	-
Carob powder	Ceratonia siliqua	Algarroba	-	-
Carrot	Daucus carota	Zanahoria	-	-
Cashews	-	Nueces de la India	Anacardo, cashú	-
Cauliflower	Brassica oleracea var. botrytis	Coliflor	-	-
Cayenne pepper	-	Pimienta Cayena	Pimienta de cayena, pimienta roja, chile en polvo	-
Celery	Apium graveolens var. Dulce	Apio	-	-
Celtic sea salt	-	Sal marina celta	-	-
Chard	Beta vulgaris subsp. cicla	Acelga	-	-
Cherries	-	Cerezas	-	-
chia seeds	-	Semillas de Chia	-	-
Chili peppers	-	Chiles	-	-
Cilantro	-	Cilantro	-	-
Cinnamon	-	Canela	-	-
Clover	-	Clavo	-	-
Cocoa	-	Cocoa	-	-

NOMBRE EN INGLÉS	NOMBRE CIENTÍFICO	NOMBRE USADO	OTROS NOMBRES	CARACTÉRISTICAS
Coconut	-	Coco	-	-
Collard greens	Brassica oleracea var. medullosa	Hojas de berza	-	-
Collards	Brassica oleracea var. medullosa	Berzas	-	-
Coriander	-	Cilantro	-	-
Cornmeal	-	Harina de maíz	-	-
Cornstarch	-	Fécula de maíz	Almidón de maíz	-
Cranberries	Vaccinium oxycoccus	Arándano rojo	-	-
Cucumber	Cucumis sativus	Pepino	-	-
Cumin	-	Comino	-	-
Currants	-	Grosella	-	-
Daikon radish	R. sativus var. longipinnatus	Rábano blanco	Rábano Japones o Daikon	-
Dandelion	-	Diente de león	-	-
Dark greenlettuce	-	Lechuga de hojas verde oscuro	-	-
Dewberries	-	Zarzamora silvestre	-	-
Dill	-	Eneldo	-	-
Eggplant	Solanum melongena	Berenjena	-	-
elderberries	-	Baya del saúco	-	-
Endive	Cichorum endivia	Escarola	-	-

NOMBRE EN INGLÉS	NOMBRE CIENTÍFICO	NOMBRE USADO	OTROS NOMBRES	CARACTÉRISTICAS
English cucumber	-	Pepino holandés	-	-
Fennel	Foeniculum vulgare	Hinojo	-	-
Fig	Ficus carica	Higo	Breva, es la primera cosecha de los árboles	-
flat-leaf parsley	-	Perejil de hoja plana	-	-
Flaxseeds	-	Linaza	-	-
Frisee	Cichorum endivia	Escarola rizada	-	-
Garlic	-	Ajo	-	-
Ginger	Zingiber officinale	Jengibre	-	-
Gooseberries	-	Uva crispa	-	-
Granny Smith apples	-	Manzanas Granny Smith	-	-
Grapefruit	-	Toronja	-	-
Grapes	-	Uvas	-	-
Grapes (Concord)	-	Uvas (Concordia)	-	-
Green apple	-	Manzanas verdes como Granny Smith o Pipin	-	-

NOMBRE EN INGLÉS	NOMBRE CIENTÍFICO	NOMBRE USADO	OTROS NOMBRES	CARACTERISTICAS
Green beans	Phaseolus vulgaris	Habichuelas	Ejotes, judías verdes, frijolitos, vainicas, porotos verdes, chauchas, alubias verdes, bajoques, frejones, frejules, freones, vainas, fasoles, caparrones verdes	-
Green bell pepper	-	Morrón verde	-	-
Green cabbage	-	Repollo verde	-	-
Green leaf lettuce	-	Lechuga de hoja verde	-	-
Green onions	-	Cebolleta	-	-
Green pepper	-	Pimiento morrón verde	-	-
Green powder	-	Suplemento alimenticio de verduras en polvo	-	-
Greens	-	Verduras de hoja	-	-
Guava	Psidium guajava	Guayaba	-	-
Habañero	-	Chile habanero	-	-
Hazelnut	Corylus avellana	Avellana	-	-
Heirloom tomato	-	Tomate no transgénico	-	-
Honey	-	Miel	-	-
Honeydew melon	Cucumis melo	Melón verde	Melón verde de invierno	-

NOMBRE EN INGLÉS	NOMBRE CIENTÍFICO	NOMBRE USADO	OTROS NOMBRES	CARACTÉRISTICAS
Horseraddish	Armoracia rusticana	Rábano picante	Rábano rusticano, Raíz picante	-
Hungarian cherry peppers.	-	Chile de cereza húngaro	-	-
Jalapeño pepper	-	Chile jalapeño	-	-
Jerusalem artichokes	-	Pataca	-	-
Jicama	Pachyrhizus erosus	Jícama	-	-
Kale	-	Col rizada	-	-
Kiwifruit	Actinidia chinensis	Kiwi	Actinidia	-
Kohlrabi	-	Colinabo	-	-
kumquats with peel	Fortunella spp.	Kumquat	Naranjo enano, naranjo chino o quinoto	-
Lamb's quarters	Chenopodium berlandieri	Huauzontle	-	-
leaves dino kale	-	Berza dinosaurio	-	-
lecithin granules	-	Lecitina granulada	-	-
Leeks	-	Puerro	-	-
Lemon	-	Limón (amarillo)	-	-
Lemongrass	Cymbopogon citratus	Citronela	-	-
Lentils	-	Lentejas	-	-
Lettuce (dark green)	-	Lechuga	-	-
Lime	-	Lima (limón verde)	-	-

NOMBRE EN INGLÉS	NOMBRE CIENTÍFICO	NOMBRE USADO	OTROS NOMBRES	CARACTERISTICAS
Macis	Myristica fragans	Macis	-	-
Mango	-	Mango	-	-
Margarine	-	Margarina	-	-
Meyer Lemon	-	Limón Meyer	-	-
Mint	-	Menta	-	-
Mushrooms	-	Champiñones	-	-
Mustard	-	Mostaza	-	-
Nasturtium-leaves	Tropaeolum majus	Capuchina	-	-
Nectarine	Prunus persica var. nectarina	Nectarina	Pelón	Sin piel aterciopelada
Nutmeg	-	Nuez moscada	-	-
Oak	-	Roble	-	-
Okra	Abelmoschus esculentus	Quibombo	-	-
Onions	-	Cebolla	-	-
Orange	Citrus sinensis	Naranja	-	-
Papaya	-	Papaya	-	-
Paprika	-	Paprika	-	-
Parsley	Petroselinum crispum	Perejil	-	-
Parsnip	-	Chirivia	-	-
Peach	Prunus persica	Melocotón	Durazno	-
Peanut butter	-	Mantequilla de maní	Crema de cacahuate	-
Peas	-	Guisantes	-	-
Pecan	-	Pecana	-	-

Glosario

NOMBRE EN INGLÉS	NOMBRE CIENTÍFICO	NOMBRE USADO	OTROS NOMBRES	CARACTÉRISTICAS
Pepper	-	Pimienta	-	-
Pineapple	Ananas bracteatus	Piña	Ananá	-
Pink grapefruit	-	Toronja rosada	-	-
Pippin apples	-	Manzana Newton Pippin	-	-
Plantain	Musa x paradisiaca	Plátano macho	-	-
Plum	-	Ciruela	-	-
Pokeweed	-	Fitolaca	-	-
Pomegranates	-	Granada	-	-
Potatoes	-	Papa	-	-
Pumpkin	-	Calabaza	-	-
Purple cabbage	-	Repollo morado o rojo	-	-
purple grapes	-	Uvas rojas	-	-
purple kale leaves	-	Col rizada roja	-	-
Purple plum	-	Ciruela negra	-	-
Quince	-	Membrillo	-	-
Radish	Raphanus sativus	Rábano	-	-
Red bell pepper	-	Pimiento morrón rojo	-	-
Red cabbage	-	Repollo rojo o morado	-	-
Red delicious apple	-	Manzana Red Delicious	-	-
red grapes	-	Uvas rojas	-	-

NOMBRE EN INGLÉS	NOMBRE CIENTÍFICO	NOMBRE USADO	OTROS NOMBRES	CARACTÉRISTICAS
red leaf lettuce leaves chopped	-	Lechuga de hoja roja	-	-
Red onion	-	Cebolla roja	Cebolla morada	-
Red or black plums	-	Ciruela negra o roja	-	-
Red Swiss chard	-	Acelga roja	-	-
Rhubarb	R. rhabarbarum	Ruibarbo	-	-
Romaine lettuce	-	Lechuga romana	-	-
Rutabagas	-	Colinabo	-	-
Scallions	Allium fistulosum	Cebolleta	-	-
Scotch bonnet jalapeño	-	Chile Scotch bonnet	-	-
Serrano pepper	-	Chile serrano	-	-
Sesame seeds	-	Semillas de ajonjolí	-	-
Shallot	-	Chalote	-	-
Sorrel	Rumex acetosa	Acedera	Vinagrera	-
Soy	-	Soya	Soja	-
Spanish pimientos	-	Pimento rojo	-	-
Spearmint	Mentha spicata	Hierbabuena	yerbabuena	-
Spinach	Spinacia oleracea	Espinaca	-	-

NOMBRE EN INGLÉS	NOMBRE CIENTÍFICO	NOMBRE USADO	OTROS NOMBRES	CARACTÉRISTICAS
Spring greens	-	Hojas de primavera (sustituya con col rizada o berza si no hay en su área)	-	-
Squash	-	Calabaza	-	-
Stevia	-	Stevia	-	Endulcorante natural
Stinging nettles	-	Ortiga	-	-
Strawberries	Fragaria x ananassa	Fresa, frutilla	-	-
String beans	-	Habichuelas	-	-
Sunflower seeds	-	Semilla de girasol	-	-
Sweet bell peppers	Capsicum annuum	Pimiento morrón	Morrón, ají morrón, pimiento, chile morrón, pimiento morrón o pimentón	-
Sweet corn	-	Maíz dulce	-	-
Sweet onions	-	Cebolla dulce	-	-
Sweet peas	-	Guisantes dulces	Chicharos	-
Sweet potatoes	-	Camotes	-	-
Swiss chard	Beta vulgaris subsp. cicla	Acelga roja	-	Es lo mismo que la acelga común
Tahini (sesame butter)	-	Crema de ajonjolí	-	-
Tangelos	-	Tangelo	-	-

NOMBRE EN INGLÉS	NOMBRE CIENTÍFICO	NOMBRE USADO	OTROS NOMBRES	CARACTÉRISTICAS
Tangerine	-	Mandarina	Naranja mandarina	-
Tarragon	Artemisia dracunculus	Estragón	-	-
Tatsoi	Brassica rapa var. rosularis	Tatsoi	-	Tiene hojas redondas cerosas verde oscuro y el sabor es un poco amargo.
Tomatillo	-	Tomate verde	-	-
Tomato	-	Jitomate	-	-
Turnip	-	Nabo	-	-
Turnip greens	-	Hojas de nabos	-	-
Vanilla bean	-	Vaina de vainilla	-	-
Vine-ripened tomatoes	-	Tomate madurado en la planta	-	-
Watercress	Rorippa nasturtium-aquaticum	Berro	-	-
Watermelon	-	Sandía	-	-
Wheatgrass	-	Pasto de trigo	-	-
White grape juice	-	Uva blanca	-	-
Wild chicory leaves	Cichorium intybus	Achicoria silvestre	-	-
Winter squash	-	Calabaza	-	-
Yams	-	Batata	-	-
Yeast	-	Levadura	-	-
Yellow tomato	-	Tomate amarillo	-	-

NOTAS

1—Todo acerca de los jugos

1. PCC Sound Consumer [El consumidor sano de la PCC], "Light Affects Nutrients" [La luz afecta los nutrientes], marzo de 2012, http://www.pccnaturalmarkets.com/sc/1203/light_nutrients.html (consultado el 30 de julio de 2012).

2. Hong Wang, Guohua Cao y Ronald L. Prior, "Total Antioxidant Capacity of Fruits" [Capacidad antioxidante total de las frutas], *Journal of Agricultural and Food Chemistry* [La revista de química agrícola y alimentaria] 44, no. 3 (19 de marzo de 1996): 701–705.

3. Renu Gandhi y Suzanne M. Snedeker, "Consumer Concerns About Pesticides in Food" [Preocupaciones del consumidor por los pesticidas en los alimentos], Hoja de Datos #24, Programa sobre cáncer de mama y factores ambientales de riesgo, Universidad de Cornell, marzo de 1999.

4. D. Winchester, J. Huskins y J. Ying, "Agrichemicals in Surface Water and Birth Defects in the United States" [Agroquímicos en el agua superficial y los defectos de nacimiento en los Estados Unidos], *Acta Paediatrica* (Oslo, Noruega) 98, no. 4 (1992): 664–669.

5. A. Ascherio, H. Chen, M. G. Weisskopf, et al., "Pesticide Exposure and Risk for Parkinson's Disease" [Exposición a los pesticidas y el riesgo de la enfermedad de Parkinson] *Annals of Neurology* [Anales de neurología] 60, no. 2 (2006): 197–203.

6. L. A. McCauley, W. K. Anger, M. Keifer, R. Langley, M. G. Robson y D. Rohlman, "Studying Health Outcomes in Farmworker Populations Exposed to Pesticides" [Estudio de los resultados en la salud de poblaciones agrícolas expuestas a los pesticidas], *Environmental Health Perspectives* [Perspectivas ambientales de salud], 114, no. 3 (2006): 953–960.

7. Jon Ungoed-Thomas, "Official: Organic Really Is Better" [Es oficial: Lo orgánico realmente es mejor] *Sunday Times*, 28 de octubre de 2007, visto en http://www.longnaturalhealth.com/health-articles/organic-food-vs-inorganic-food (consultado el 30 de julio de 2012).

8. Virginia Worthington, "Nutritional Quality of Organic Versus Conventional Fruits, Vegetables, and Grains" [Calidad nutricional de lo orgánico contra las frutas, verduras y granos convencionales", *Journal of Alternative and Complementary Medicine* [Revista de medicina alternativa y complementaria], 7, no. 2 (abril de 2001): 161–173.

9. Tara Parker-Pope, "Five Easy Ways to Go Organic" [Cinco maneras fáciles de comprar lo orgánico] *The New York Times*, 22 de octubre de 2007, http://well.blogs.nytimes.com/2007/10/22/five-easy-ways-to-go-organic/ (consultado el 30 de julio de 2012).

10. Ibíd.

11. Bob Williams, "Produce Treated With Pesticides Not Limited to Grocery" [Los productos tratados con pesticidas no se limitan a las tienda de comestibles] *Fergus Falls Journal* [Periódico de Fergus Falls], 8 de agosto de 2007, http://www.ewg.org/news/produce-treated-pesticides-not-limited-grocery-stores (consultado el 31 de julio de 2012).

12. Marilynn Preston, "Stay Away From the Dirty Dozen" [Manténgase lejos de la docena sucia], HeraldTribune.com, 25 de mayo de 2012, http://www.heraldtribune.com/article/20120529/ARCHIVES/205291003 (consultado el 31 de julio de 2012); Environmental Working Group [Grupo de Trabajo Ambiental], "EWG's 2012 Shopper's Guide to Pesticides in Produce" [Guía EWG 2012 del consumidor a los pesticidas en frutas y verduras", http://www.ewg.org/foodnews/summary/ (consultado el 31 de julio de 2012).

13. George L. Tritsch, "Nuked Food'—the Dangers of Irradiated Food" ['Comida nuclear': los peligros de los alimentos irradiados], TrueHealth.org, http://www.truehealth.org/nukedfood.html (consultado el 5 de febrero de 2010).

14. G.Löfroth, "Toxic Effects of Irradiated Foods" [Efectos tóxicos de los alimentos irradiados] *Nature 211* [Naturaleza 211], 302 (16 de julio de 1966): resumen visto en http://www.nature.com/nature/

journal/v211/n5046/pdf/211302a0. pdf (consultado el 31 de julio de 2012).

15. Environmental Working Group [Grupo de Trabajo Ambiental], "EWG's 2012 Shopper's Guide to Pesticides , [Guía ECW 2012 del comprador a los pesticidas en frutas y verduras]

16. J.S. de Vendômois, F. Roullier, D. Cellier y G. E. Séralini, "A Comparison of the Effects of Three GM Corn Varieties on Mammalian Health" [Una comparación de los efectos de tres variedades del maíz transgénico en la salud mamífera], *International Journal of Biological Sciences* [Revista internacional de las ciencias biológicas] 5, no. 7 (2009): 706-726, http://www.biolsci.org/v05p0706. htm (consultado el 25 de julio de 2012).

17. David Derbyshire, "Fears Grow as Study Shows Genetically Modified Crops 'Can Cause Liver and Kidney Damage'", [Los miedos crecen a medida que un estudio demuestra que los cultivos transgénicos 'Pueden dañar el hígado y el riñón], DailyMail.co.uk, 21 de enero de 2010, http://www.dailymail.co.uk/news/article-1244824/ Fears-grow-study-shows-genetically-modified-crops-cause-liver-kidney-damage.html (consultado el 31 de julio de 2012).

18. de Vendômois, Roullier, Cellier, and Séralini, "A Comparison of the Effects of Three GM Corn Varieties on Mammalian Health".

19. James E. McWilliams, "The Green Monster" [El monstruo verde], Slate.com, 28 de enero de 2009, http://www.slate.com/articles/ health_and_science/green_ room/2009/01/the_green_monster.html (consultado el 31 de julio de 2012).

20. Administración de Medicamentos y Alimentos de los Estados Unidos de América, "Regulation of Foods Derived From Plants" [Regulación de alimentos derivados de las plantas], declaración de Lester M. Crawford delante del Subcomité de Conservación, Desarrollo Rural, y el Comité de la Casa de Investigación en Agricultura, el 17 de junio de 2003, http://www.fda .gov /NewsEvents/ Testimony/ucm161037.htm (consultado el 31 de julio de 2012).

21. Deborah B. Whitman, "Genetically Modified Foods:Harmful or Helpful?" [Los alimentos transgénicos: ¿Dañinos o provechosos?] CSA Discovery Guide [Guía del descubrimiento de CSA], abril de

2000, http://www.csa.com/ discoveryguides/gmfood/overview. php (consultado el 31 de julio de 2012).

22. Ibíd.

23. Emma Young, "GM Pea Causes Allergic Damage in Mice" [Guisante transgénico causa daño alérgico en ratones], NewScientist. com, 21 de noviembre de 2005, http://www.newscientist.com/ article/dn8347 (consultado el 31 de julio de 2012).

24. Mavis Butcher, "Genetically Modified Food—GM Foods List and Information" [Alimentos transgénicos: lista e información de alimentos transgénicos], Disabled-World.com, 22 de septiembre de 2009, http://www.disabled-world.com/fitness/gm-foods.php (consultado el 31 de julio de 2012).

25. Joseph Mercola, "First-Ever Lifetime Feeding Study Finds Genetically Engineered Corn Causes Massive Tumors, Organ Damage, and Early Death" [Por primera vez en la vida estudio de alimentación encuentra que el maíz transgénico causa tumores masivos, daños en órganos, y muerte temprana], Mercola.com, 22 de septiembre de 2012, sitios de http://articles.mercola.com//artículos/ archive/2012/09/22/superbugs-destruct-food-supply.aspx (consultado el 11 de octubre de 2012).

26. Ibíd.

2—Recetas de jugo simples

1. ScienceDaily.com, "Blueberries May Help Reduce Belly Fat, Diabetes Risk" [Los arándanos azules pueden ayudar a reducir la grasa abdominal y el riesgo de diabetes], 20 de abril de 2009, http://www.sciencedaily.com/releases/2009/04/090419170112.htm (consultado el 23 de octubre de 2012).

2. Niki Fears, "Cranberries and Weight Loss" [Arándanos rojos y pérdida de peso], eHow.com, http://www .ehow.com/about_5417851_ cranberries-weight-loss.html (consultado el 23 de octubre de 2012).

3. Tom Marshall, "Arsenic in Apple Juice: How Much Is Too Much?" [El arsénico en el jugo de manzana: ¿Cuánto es demasiado?], Tampa Bay Times, 14 de marzo de 2010, http://www.tampabay. com/news/ health/article1079395.ece (consultado el 31 de julio de 2012).

4. Jason Roberge, Andrew T. Abalos, Julia M. Skinner, Mike Kopplin, y Robin B. Harris, "Presence of Arsenic in Commercial Beverages" [Presencia de arsénico en bebidas comerciales], American Journal of Environmental Sciences [Revista estadounidense de ciencias ambientales] 5, no. 6 (31 de diciembre de 2009): 688–694.

5. NBC25 Newsroom, "Dr. Oz Finds Arsenic in Many Apple Juice Brands" [El Dr. Oz encuentra arsénico en muchas marcas de jugo de manzana] 15 de septiembre de 2011, http://www.minbcnews. com/news/story.aspx?id=663511 (consultado el 31 de julio de 2012).

6. Marshall, "Arsenic in Apple Juice: How Much Is Too Much?"

7. Ibíd.

8. Timothy J. A. Key, Margaret Thorogood, Paul N. Appleby y Michael L. Burr, "Dietary Habits and Mortality in 11,000 Vegetarians and Health Conscious People: Results of a 17-Year Follow-Up" [Hábitos dietéticos y mortalidad en 11,000 vegetarianos y personas conscientes de su salud: Resultados de un seguimiento de 17 años], British Medical Journal [Revista médica británica] 313 (28 de septiembre de 1996): 775.

3—Licuados de jugo gourmet y exóticos

1. ScienceDaily.com, "Brain Chemical Boosts Body Heat, Aids in Calorie Burn, UT Southwestern Research Suggests" [Sustancia cerebral incrementa el calor corporal, ayuda en la quema de calorías, sugiere Investigaciones del Sudoeste de la Universidad de Tennessee] 7 de julio de 2010, http://www.sciencedaily.com/releases/2010/07/100706123015.htm (consultado el 31 de julio de 2012).

2. Ibíd.

3. Angeline Oppenheimer, "Raw Garlic for Weight Loss" [Ajo crudo para adelgazar], eHow.com, http://www.ehow.com/way_5243593_raw-garlic-weight-loss.html#ixzz19dMcUepI (consultado el 31 de julio de 2012).

4. Amy Chan y Thomas B. Shea, "Dietary Supplementation With Apple Juice Decreases Endogenous Amyloid-Levels in Murine Brain" [Suplementación dietética con jugo de manzana reduce

niveles endógenos de beta-amiloide en el cerebro de los murinos] *Journal of Alzheimer's Disease* [Revista de la enfermedad de Alzheimer] 16, no. 1 (Enero 2009): 167–171, visto en http://iospress.metapress.com/content/y57409g28gvm0v0h/fulltext.pdf (consultado el 31 de julio de 2012).

4—Recetas de jugo verde

1. R. Akilen, A. Tsiami, D. Devendra y N. Robinson, "Glycated Haemoglobin and Blood Pressure-Lowering Effect of Cinnamon in Multi-Ethnic Type 2 Diabetic Patients in the UK: A Randomized, Placebo-Controlled, Double-Blind Clinical Trial" [Hemoglobina glicada y presión arterial: el efecto de disminución de la canela en pacientes multiétnicos de diabetes tipo 2 en el R.U.], *Diabetic Medicine* [Medicina diabética] 27, no. 10 (Octubre 2010): 1159–1167, http://onlinelibrary.wiley.com/doi/10. 1111/j.1464-5491.2010.03079.x/full (consultado el 1 de agosto de 2012).

2. Pat Crocker, "Spring Bitters: From Dandelion to Radicchio—Mean Greens Are the Taste of the Season" [Amargas de primavera: Del diente de león a la achicoria roja: las verduras de hoja fuertes son el sabor de temporada] *Vitality* [Vitalidad], http://vitalitymagazine.com/food-features/spring-bitters (consultado el 2 de agosto de 2012).

7—Remedios y rejuvenecedores en jugo

1. Lenka J. Zajic, "Raw Food Diet Study" [Estudio de dieta con alimentos crudos], *The Iowa Source* [La fuente de Iowa], agosto 2006, http://www.iowasource.com/food/lenkastudy_0806.html (consultado el 3 de agosto de 2012).

2. Adam Cloe, "How Much Garlic Equals an Antibiotic?" [¿Cuánto ajo equivale a un antibiótico?], LiveStrong.com, 10 de julio de 2011, http://www.livestrong.com/article/489317-how-much-garlic-equals-an-antibiotic/ (consultado el 28 de agosto de 2012).

3. HealthyBodyDaily.com, "Dr. Oz: Parasites—Symptoms and Warning Signs of Parasites and How to Get Rid of Them" [Dr. Oz: Parásitos: Síntomas y señales de advertencia de parásitos y cómo deshacerse de ellos], http:// healthybodydaily.com/dr-oz-in-case-you-missed-it/

dr-oz-parasites-symptoms-and-warning-signs-of-parasites-and-how-to-get-rid-of-them (consultado el 3 de agosto de 2012); "Protect Yourself From Parasites" [Protéjase de los parásitos], *The Dr. Oz Show* [El show del Dr. Oz], 14 de marzo de 2012, http://www.youtube.com/watch?v=yRglUAttmzQ (consultado el 24 de julio de 2012).

4. Don Amerman, "Benefits and Side Effects of Cabbage Juice" [Beneficios y efectos secundarios del jugo de repollo] LiveStrong.com, 7 de agosto de 2011, http://www.livestrong.com/article/510151-benefits-and-side-effects-of-cabbage-juice/ (consultado el 28 de agosto de 2012).

8—Batidos verdes

1. WedMD.com, "Acai Berries and Acai Berry Juice—What Are the Health Benefits?" [Las bayas de açai y el jugo de bayas de açai: ¿cuáles son los beneficios de salud?], 23 de junio de 2012, http://www.webmd.com/diet/guide/acai-berries-and-acai-berry-juice-what-are-the-health-benefits (consultado el 3 de agosto de 2012).

2. WHFoods.com, "Chili Pepper, Dried" [El chile, seco], http://www.whfoods.com/genpage.php?tname=foodspice&dbid=29 (consultado el 3 de agosto de 2012).

3. Robert Shifko, "Health Benefits of Cacao Beans" [Beneficios de salud de los granos de cacao], LiveStrong.com, 10 de diciembre de 2010, http://www.livestrong.com/article/330290-health-benefits-of-cacao-beans (consultado el 3 de agosto de 2012).

4. Agalee Jacob, "Candida Diet and Coconut Milk" [La dieta de cándida y la leche de coco], LiveStrong.com, 14 de enero de 2011, http://www.livestrong.com/article/356535-candida-diet-coconut-milk (consultado el 3 de agosto de 2012); D. O. Ogbolu, A. A. Oni, O. A. Daini y A. P. Oloko, "In Vitro Antimicrobial Properties of Coconut Oil on Candida Species in Ibadan, Nigeria" [Propiedades antimicrobianas in Vitro del aceite de coco en especies de cándida en Ibadan, Nigeria], *Journal of Medical Food* [Revista de alimentos médicos] 10, no. 2 (Junio 2007): 384–387, http://www.ncbi.nlm.nih.gov/pubmed/17651080 (consultado el 3 de agosto de 2012).

5. Eric Taylor y Gary Curhan, "Oxalate Intake and the Risk for Nephrolithiasis" [Ingesta de oxalato y el riesgo de nefrolitiasis]

Journal of the American Society of Nephrology, [Revista de la Sociedad Estadounidense de Nefrología] 18, no. 7 (30 de mayo de 2007): 2198–2204, http://jasn.asnjournals.org/content/18/7/2198. full (consultado el 3 de agosto de 2012).

6. Ibíd.